身边的结核病故事

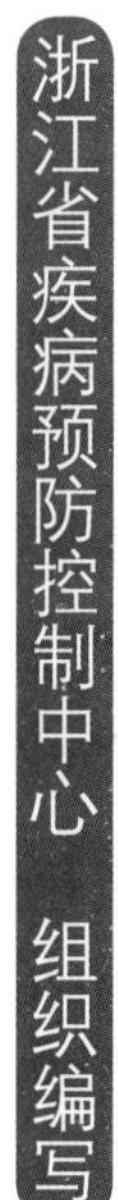

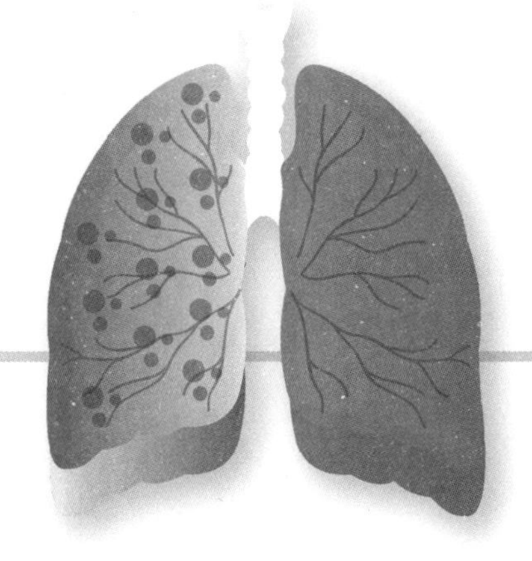

主　审　蒋健敏

主　编　王晓萌　盛吉芳

副主编　陈　彬　徐凯进

编　者（按姓氏笔画排序）

王　飞　王　伟　王　勇　王　瓒　王晓萌　毛敏杰
厉　春　包琼凌　朱海燕　刘赛朵　杨美芳　吴蓓蓓
邱超超　何　莉　张　健　陈　彬　陈园园　陈松华
郑仰明　居红珍　胡　洁　施伎蝉　洪爱玲　柴程良
徐　敏　徐凯进　徐海萍　郭永征　黄晓庆　盛吉芳
崔小亚　彭　颖　程　芳　傅佳丹　蔡玉伟　潘稚芬

人民卫生出版社

图书在版编目（CIP）数据

身边的结核病故事 / 王晓萌，盛吉芳主编 .—北京：人民卫生出版社，2020

ISBN 978-7-117-29904-6

Ⅰ. ①身… Ⅱ. ①王…②盛… Ⅲ. ①结核病 – 防治 – 案例 – 汇编 Ⅳ. ①R52

中国版本图书馆 CIP 数据核字（2020）第 046287 号

人卫智网	www.ipmph.com	医学教育、学术、考试、健康， 购书智慧智能综合服务平台
人卫官网	www.pmph.com	人卫官方资讯发布平台

身边的结核病故事

主　　编：王晓萌　盛吉芳
出版发行：人民卫生出版社（中继线 010-59780011）
地　　址：北京市朝阳区潘家园南里 19 号
邮　　编：100021
E - mail：pmph @ pmph.com
购书热线：010-59787592　010-59787584　010-65264830
印　　刷：三河市博文印刷有限公司
经　　销：新华书店
开　　本：710 × 1000　1/16　　印张：7
字　　数：94 千字
版　　次：2020 年 4 月第 1 版　2020 年 4 月第 1 版第 1 次印刷
标准书号：ISBN 978-7-117-29904-6
定　　价：25.00 元
打击盗版举报电话：010-59787491　E-mail：WQ @ pmph.com
质量问题联系电话：010-59787234　E-mail：zhiliang @ pmph.com

前言

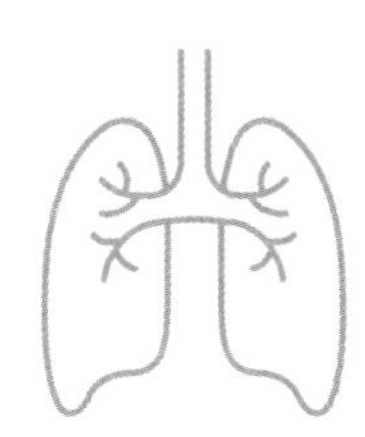

近年来，非典、禽流感、埃博拉、中东呼吸综合征、新型冠状病毒肺炎，这一个个大众谈之色变的呼吸道传染病接踵而来，它们都有一个共同点，那就是主要通过空气飞沫传播，传播很难阻断。

有这样一种传染病，它不一定像非典、埃博拉、中东呼吸综合征、新型冠状病毒肺炎那样毒力强、传染快、发病急、重症多、致死率高，但是它历经千年却仍然在人间肆虐，而且它的危害性不亚于上述任何一种疾病。据世界卫生组织报道，全世界约有 1/4 的人口感染过它，2018 年全球约有 1 000 万人患此病，死亡人数更是超过百万。它就是——结核病！

结核病是由结核分枝杆菌感染引起的慢性传染病。人体除头发和牙齿外，各器官系统都有可能受到结核分枝杆菌的感染，但结核分枝杆菌 80% 以上侵犯的是人体肺部，引起的疾病称为肺结核，俗称“肺痨”或“痨病”。肺结核可以对患者的身心健康造成严重损害，据估计，我国由于肺结核导致劳动力损失造成的国民生产总值直接损失每年达90亿元以上。另外，由于肺结核通过呼吸道传播，还会对周围人群的健康造成威胁。有研究报道，1名传染性肺结核患者在不治疗情况下，1年可以感染10~15名健康人。结核病是一个贫穷病，经济越贫困的地方患者越多，虽然政府医疗保险的保障水平不断提高，但对于贫困的结核病患者，特别是耐多药结核病患者，其自付的费用仍然造成了家庭灾难性的支出，因此结核病在我国已成为因病致贫、因病返贫，阻碍国家达到小康社会目标的重要疾病。

近年来，随着我国结核病疫情逐步下降，公众对于结核病已逐渐陌生，我国的结核病核心信息知晓率一直处在较低水平，老百姓防病意识日渐薄弱。很多人似乎已经忘却了结核病这一古老而危险的传染病。随着我国社会经济的高速发展，城市流动人口剧增，人口老龄化以及耐药问题的凸显，都给结核病卷土重来带来了可乘之机。学校和集体单位结核病聚集性疫情时有发生，给社会的安宁和稳定造成了不良影响。结核病已不仅是单纯的医学科学问题，它已成为影响社会经济发展的重要公共卫生问题。解决结核病问题，不仅需要更加科学有效的诊断、治疗和管理手段，更为重要的是，需要动员全社会力量行动起来，尤其在政府层面投入对结核病防治广泛而深入的关注，并赋予行之有效的保障措施，消除结核病的社会危害，推动防治工作的可持续发展。

本书收集了临床和防控一线工作人员接触到的结核病患者的真实案例，通过故事化的加工和科普信息的传播，旨在重新唤起社会公众对结核病的警觉，倡导公众共同参与结核病防控，为人民的健康保驾护航。

王晓萌　盛吉芳

2020年3月

目录

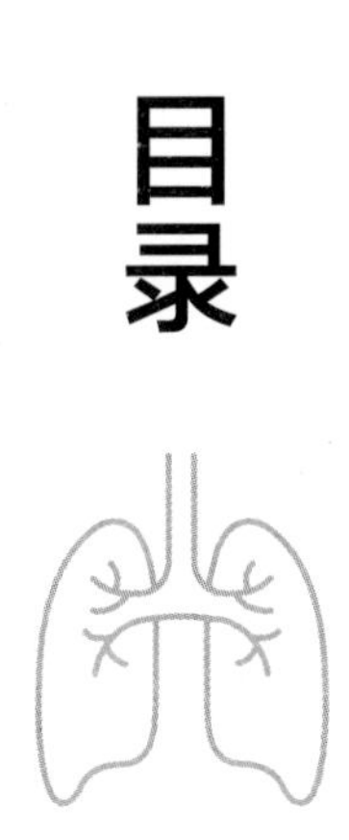

做生意夫妻过度劳累，同时染上肺结核

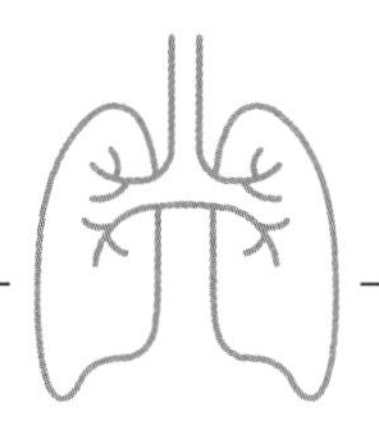

居红珍　浙江大学医学院附属第一医院感染科

小李和小王是一对夫妻，在一家服装市场做生意。这个市场是历史悠久、闻名国内的服装批发市场，服装发往全国各地，也有全国各地的商户前来淘货。市场坐落在闹市中心，商铺密集，各色服装一应俱全。人们大多拎着黑色大型塑料袋穿梭其间，挑挑拣拣，人多声杂。市场平时生意就很好，要是碰上节假日促销时段，商户们简直是忙得不可开交。对于这样的环境，小李夫妻俩早已习以为常。

9 月的某一天，小李夫妻俩像往常一样经营着他们的生意。丈夫小李和妻子小王都时不时地咳嗽，看着日渐消瘦的小李，妻子小王说："我们去医院看看吧，趁双十一到来之前。"事实上，小李反复咳嗽、咳痰已一个多月，体力、精力也感觉越来越大不如前。小王自己买止咳嗽药水喝了很多天，也不见好，但想想也不觉得会是什么要紧的病，生意上又走不开，所以就这么一直拖着。丈夫小李本来个高体瘦，最近更瘦，1 个月内体重就轻了 8 斤左右，这才引起妻子小王的重视。

终于，他们下定决心来到医院门诊。轮到他俩就诊时，小王对医生说，自己咳嗽、咳痰有一个月多了，有时感觉有低热，没力气，但并没有胸闷，偶尔喘不上来气。丈夫小李的症状跟妻子类似，并且瘦得更厉害。医生给他俩做了一些例行检查，包括血常规、血沉等抽血检查，肺部 CT、痰结核分枝杆菌涂片及培养等检查。最终，夫妻俩的诊断明确了：继发性肺结核！并且痰中查结核分枝杆菌阳性，属于开放性肺结核，传染性强，需要正规抗结核治疗。新发肺结核治疗的疗程一般为 6 个月，包括强化期抗结核治疗 2 个月，巩固治疗 4 个月。医生再三叮嘱要按时服药，整个抗结核治疗期间要遵医嘱来医院复诊，评估疗效并监测药物副作用。

小李和小王进行抗结核治疗 1 个月后，恰遇“双十一”，生意一下子变得非常繁忙。他俩夙兴夜寐，忙于应付生意，一心只顾工作，没把按时吃药当回事，想起来才吃想不起来就不吃。“双十一”过后便是“双十二”，繁忙的生意一波接着一波。这期间，夫妻俩还常常不能按时吃饭，起早贪黑的熬夜加班。

就在他俩沉浸在红火生意里，小李咳嗽有所加重了，并且有种要把肺咳出来的感觉，某天早上咳得痰里还带有很多血丝。一瞬间，他突然清醒了，意识到自己还生着病！夫妻俩紧张起来，赶紧跑去医院。

距离上次就诊，大概过去了两个多月，夫妻俩再次来到医院。小李还是时不时咳嗽，咳出的痰里带着血丝，脸色苍白，有气无力。相比而言，小王症状要轻些，有咳嗽，没有咯血。复查肺部 CT，小李的肺部提示病变进展，有空洞形成。肺结核一旦空洞形成，咯血也就是最常见的临床症状了。另外，两人的痰涂片也仍提示结核分枝杆菌阳性，提示痰结核分枝杆菌转阴延迟，这都是用药不规律影响了疗效。这样一来，整个疗程须延长。

经过这次教训，小李小王夫妻俩对肺结核的治疗再也不敢马虎了，更不敢随意停药，每天坚持按时定量吃药，并且相互提醒，也按时到医院复诊检查。值得庆幸的是，疗程结束时，医生再次评估发现小王的肺结核已经治愈，而小李也达到了临床治愈的标准，虽然遗留有陈旧病灶，但已无传染性。

健康提示

1. 从结核病的易感因素分析，为什么夫妻俩都染上结核病

（1）营养不良：营养不良可导致组织器官功能低下，其中免疫功能低下尤为主要。免疫低下的表现有皮肤屏障功能下降、白细胞总数下降、白细胞吞噬功能低下等，这些都促进结核病的发生和发展，并刺激免疫功能减弱或消失。同时结核病与营养之间也存在着双向的关系。营养不良可使活动性结核病进展和恶化。结核病患者由于胃肠功能紊乱，食欲减退导致营养物质摄入减少，造成合成代谢降低。同时结核分枝杆菌利用机体蛋白用于自身代谢等，加剧营养不良的严重性。专家认为，中重度营养不良患者更要注意预防结核病。本案例中，小李夫妻俩因工作性质，饮食不规律，存在一定的营养不良。结核病使得消耗增加，短期内体重下降就更为明显。

（2）环境因素：肺结核主要通过空气经由呼吸道进行传播，因此空气流通差的环境，有利于结核传播，更容易感染结核分枝杆菌。本案例中，市场商铺林立，人员密集，空气流通相对较差，在自身抵抗力较差的情况下，一旦有结核患者接触就容易得肺结核。所以，保持空气流通很重要，要经常开窗通风，或到户外呼吸新鲜空气。

（3）密切接触：排菌期的肺结核患者为结核传播的主要来源。咳嗽、打喷嚏排出的结核分枝杆菌悬浮在飞沫核中经空气传播吸入而感染。小李夫妻两人都是排菌的肺结核患者，密切接触是两人同时患上肺结核的高危因素。因此，要懂得咳嗽礼仪：咳嗽时要用餐巾纸或双手捂住口、鼻部，使用过的餐巾纸不能随便乱丢，应丢入垃圾箱；双手要及时清洗；感冒咳嗽时，尤其在发病初期，最好佩戴口罩，防止病菌借咳嗽、喷嚏而传播。

2. 规范抗结核治疗很重要

抗结核治疗的目的是早期杀菌，预防耐药性产生和最终达到灭菌。治疗过程中必须掌握早期、联合、规律、适量和全程用药的原则。

3. 抗结核药物可以吃吃停停吗

不可以。规范的抗结核治疗包括以下方面：

(1) 科学的治疗方案：接诊医生要根据患者的诊断、病情、年龄、体重、抗结核治疗史、痰结核分枝杆菌的耐药性监测结果、并发症、药物过敏史等制订合理的联合用药方案。避免药物联合不合理、服药方式不恰当、药物剂量不足或疗程不够等造成治疗失败。

(2) 规律服药：患者全疗程按时、按量服用抗结核药品。出现不良反应及时就诊处置，保证治疗的完整性和安全性。规律用药的目的在于保证患者血中稳定有效的药物浓度，以达到杀灭结核分枝杆菌的作用。而不规律用药，除了不能很好杀灭结核分枝杆菌，导致疾病进展恶化，还容易诱导产生耐药菌，一旦耐药，给结核治疗带来的是更大挑战。

(3) 定期复查及疗效评估：患者定期到结核病定点医疗机构复查，医生根据患者服药情况、病情变化、痰菌变化等进行疗效评估，并根据评估结果进行后续处置。

文中小王和小李夫妻俩，在治疗初期，吃药不规律，经常忘记吃药，即属于不规范治疗，导致了症状加重、治疗效果不佳的结果。结核分枝杆菌区别于其他病原菌的生物学特性是它能长期处于静止期与半休眠期状态，如果没有被杀死，在一定条件下又可重新生长繁殖。这就需要规律用药、全程用药，使得药物治疗在一定期限内维持相对稳定的血药浓度，治疗效果达到最佳，降低耐药发生风险。

讳疾忌医，悔不当初

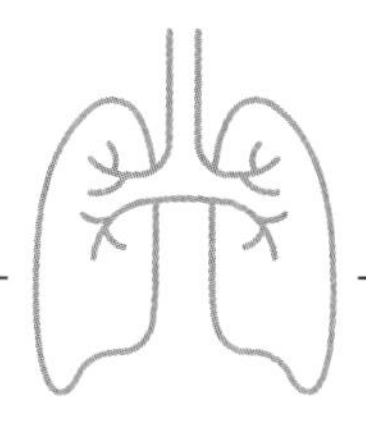

潘稚芬　徐海萍　嘉兴市第一医院结核科

年轻帅气的小伙子施小军（化名），今年才43岁，本是邮电局的职工，离职后一个人居住。

2019年4月19日，施小军的妹妹回家看望他，发现哥哥一个人卧病在家，叫了几声也没回应，走到房间才发现哥哥额头烫得吓人、意识不清，喊他叫他只傻傻地看着，目光无神，也不认识自己。妹妹立即叫了救护车紧急将哥哥送至医院救治。随即赶来的父母和亲戚急得如热锅上的蚂蚁团团转，一个劲地询问医生“孩子怎么啦？得了什么病？”“医生，求你们救救我儿子，他到底怎么啦？究竟是怎么回事？为啥就不认识人了呢？连大小便都不知道了，怎么办呀？”医生边劝慰家属，边详细检查，待检查结果出来后，初步明确了施小军的病情。医生发现施小军的白蛋白很低，两个肺几乎成了破棉絮，百孔千疮，在痰液、脑脊液里均发现了结核分枝杆菌。这时候医生判定施小军患有肺结核、结核性脑膜炎，并伴有恶病质、低钠血症、低蛋白血症、贫血、气胸等，情况不容乐观。

在医院治疗期间，患者几度神志不清，病危反复，经医生全力抢救，把施小军几次从鬼门关拉了回来。经近 3 个多月的住院治疗，2019 年 7 月 23 日，施小军病情好转，办理了出院手续。一家人终于松了口气，儿子的命被医生救回来啦！施小军自己也是悔不当初，讳疾忌医吃了多少苦，花了多少冤枉钱，还险些送了自己的命。

回顾患者的病情，父母及家人怎么都难以相信，好端端的一个小伙子，怎么会得这个病，又怎么会病得如此厉害！若不是妹妹回家探望，估计儿子的命就丢了。

医生结合施小军的就诊记录，并向其详细了解前期就诊情况，发现早在 2018 年 6 月施小军就因为肺部不适，持续咳嗽、咳痰，在本市一家综合性医院呼吸科就诊，呼吸科大夫告诉施小军，你可能得了肺结核并伴有胸腔积液，需要到市医院结核科去治疗。当时的施小军听到这个消息，嗤之以鼻，心想自己平时身体很好，没啥毛病，仅仅咳嗽、咳痰几天，怎么可能是肺结核，就没放在心上，更没有去市医院治疗。之后几次接到社区医生的电话，叮嘱他及早到结核病定点医院治疗，施小军依然我行我素，后来索性把社区医生的电话拉黑了，就这样伴随着咳嗽，半年时间过去了。2019 年 1 月 12 日早上居然咳出了几口带血的痰，施小军开始有点害怕了。随即到了另一家医院呼吸科就诊，呼吸科大夫发现他的肺部都是雪花样的斑点，怀疑他可能得了肺结核，建议其转到结核科去诊治。施小军还是半信半疑，“我就是个感冒咳嗽，网上说结核病多发生在老年人和比较贫穷的地方，我这体格健壮，能吃能喝的，才不会是肺结核呢”，门诊医生没办法，只好让施小军签了字，再三叮嘱他，你不相信我们医生、我们医院没关系，建议他到其他医院看看，有病一定要及时治疗。施小军再一次地把医生的话当成了耳边风。病情一拖又是 3 个月。直到本文开头的 2019 年 4 月 19 日高热、昏迷的那一幕。

施小军早期讳疾忌医，造成结核播散、病情恶化，险些丧命，给家人带来了沉重的负担。由于肺结核病是一种慢性病，症状大多由轻渐重，由不明显到明显，逐步发展。近一半早期患者症状较轻微，常不引起注意，有的常被误认为是“感冒”或“气管炎”，导致就诊和诊断延误。因此保持对肺结核的警惕性，定期体检对于发现早期肺结核患者有重要意义。

怎样才能及早发现周围的肺结核患者呢？当发现周围有肺结核可疑症状（咳嗽、咳痰2周以上或痰中带血）者时，就应高度怀疑其是否得了结核病，督促其及时到医院就诊，做X线胸片和痰液检查，避免因就诊延迟造成结核病变加重和传播。

施小军在综合医院诊治时，医生多次建议其到市医院进行结核病诊治，而不是在本院诊治。我国对结核病诊疗实施定点诊疗政策，非定点医疗机构和定点医疗机构非结核门诊发现的肺结核可疑者，要按照要求转诊至结核病定点医疗机构进行诊治，以增加结核病诊治的规范性。

肺结核是一种比较顽固的慢性呼吸道传染病，治疗时所需的抗结核药物较多（3~4种），治疗时间也长（至少6个月）。抗结核治疗要遵循“早期、适量、联合、规律、全程”的原则。

早期：即早诊断和早治疗。结核病发病初期，病灶内血液供应好，有利于药物的渗透；巨噬细胞活跃，可大量吞噬结核分枝杆菌，有利于组织修复。早期治疗可取得较好的治疗效果，并缩短患者的传染期。

联合：即必须联合用药，制订合理的化疗方案。这样既提高杀菌效能，又可防止发生耐药性。

适量：即药物剂量适当。要既能达到杀灭细菌的效果，又要避免用量太大引起不良反应。

规律：即按时和按量服药。保证机体内相对稳定的血药浓度，最大程度地杀灭结核分枝杆菌，减少耐药发生。

全程：即坚持完成全疗程治疗。这样既提高治疗成功率，又可减少复发风险。

根据医生要求，施小军在出院后，还需要继续坚持抗结核治疗。听从医生建议，坚持完成疗程，大多数肺结核患者是可以治愈的。社会在进步，但我们身边仍有很多结核病患者，一旦发现，应早期到正规医院就诊，并积极治疗，避免侥幸心理，让我们共同努力消除结核危害。

父亲肺结核传染爱子

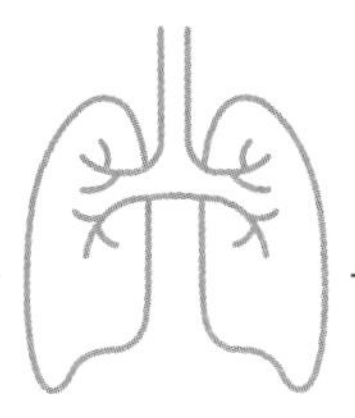

郑仰明　温州医科大学附属第二医院呼吸科

刘某家住丽水农村，是家中独子，自他记事起父亲身体就不好。在他读初二的那年秋天，父亲因为肺部疾病，持续咳嗽、咯血去世。初中毕业没有考上高中，家中的经济负担太重，刘某就在家给母亲帮忙，家里的两亩地是他们唯一的收入来源。

因为村庄贫穷，外面的姑娘不愿意嫁过来，村里的姑娘大多出去打工了，刘某年近四十仍未娶妻。刘某的母亲很是着急，儿子娶妻生子是她最大的心愿。她了解到同村的陈某到越南打工期间娶了“越南媳妇”带回来过年，看到外国媳妇跟中国人长得差不多，也温柔贤惠，觉得有这样一个媳妇很不错。她请陈某帮儿子也介绍一位“越南媳妇”。陈某满口答应，但越南当地娶妻需要给女方娘家一大笔彩礼钱。刘某母亲把家中所有的积蓄取出，加上向亲戚借了 4 万元才凑齐 10 万彩礼钱。

年后刘某随陈某来到越南，见到了阮氏：姑娘芳龄十八，皮肤有点黑但长得清秀。刘某和阮氏互有好感，相处一段时间后，给了阮氏父母彩礼钱后在当地办理结婚。夫妻二人回中国生活,不久阮氏就怀孕了,一年后生下儿子壮壮,由阮氏和刘亮的母亲照顾。为了还亲戚的借款,赚钱养家,一家人搬到县城租了一个房间,一家四口住在一起。刘某拼命工作,白天在工地干活,夜里有时还要加班,省吃俭用,非常辛苦。一年多下来,刘某瘦了不少,他有时候会觉得累,但看着儿子壮壮一天天长大,媳妇也很贤惠,家中的债务也还清了,心里还是美滋滋的。

虽然家里经济不够宽裕,但刘某从来不吝啬儿子的奶粉钱和玩具,如果有时间,刘某最喜欢做的事就是陪儿子一起玩。这半年来他时不时有点咳嗽,也没有太在意,因为自己感觉不严重,加上觉得去医院看病麻烦又要花钱,就一直没有去医院。壮壮是个活泼可爱的小男孩,虽然长得有点瘦,但身体还好。最近两个月,壮壮颈部长了一个小肿块,不痛不痒也不红。奶奶拿了一些草药外敷,似乎变小一些,也没有太在意,平时偶尔发热、咳嗽,奶奶会带他到附近诊所看病,治疗一两次就会很快康复。

有一天,壮壮又发热、咳嗽了,这次似乎跟以前不太一样,发热了一个星期了,颈部的肿块变得越来越大,使得颈部皮肤紧绷,表面都可以看到青筋,面部变形,吃了诊所给的药不但没有退热,而且咳嗽变得严重,呼吸也变得急促,夜里还能听到呼呼的喘息声,动不动就哭闹。奶奶开始紧张了,让刘某赶紧请假回来带壮壮到县医院就诊。拍片后,县医院医生诊断肺炎,安排壮壮住院治疗,经过治疗,病情好了不少。住院一周后出院,但回家两天后,壮壮又开始发热,这次发热得更加厉害,呼吸急促更加明显。刘某带着儿子到一家省级医院就诊,医生给壮壮颈部做了一个小手术确诊是淋巴结结核,胸部 CT 也显示肺门淋巴结肿大压迫支气管,进一步做支气管镜检查,发现右侧主支气管内也有肿块阻塞,这就是壮壮发热、咳嗽、呼吸急促的原因。

刘某很疑惑为什么自己的孩子得了结核病。医生让刘某去拍了胸部 CT,发现他的肺部多发空洞,确诊为肺结核。医生详细了解刘某与儿子的接触情况后,怀疑是他把肺结核传染给壮壮。年幼儿童抵抗力较差,感染结核分枝杆菌后发生活动性肺结核的风险远高于成人。如果能及早发现并予以规范治疗，也许可以避免发生肺结核和结核性淋巴结炎的风险。

看着壮壮咳嗽、呼吸困难，刘某心中很是懊恼，还好阮氏和母亲经过检查并没有发现肺结核。回忆起自己时常有咳嗽、咳痰，当时并没有放在心上，刘某后悔不已，如果自己及时到医院就诊治疗，做好防护，也许就不会有后面的不幸了。

健康提示

1. 认识儿童结核病

儿童结核病多发生于5岁以下儿童，70%~80%为肺结核。由于儿童免疫力较低，容易发生严重肺结核、肺外结核病和播散性结核病如粟粒性肺结核、肠结核、骨结核和结核性脑膜炎等，如不能及时诊断和治疗，可引起各系统严重并发症，甚至危及患儿生命。

儿童由于吸入活动性结核病患者排出到空气中的结核分枝杆菌而感染。传染源通常是家庭中患结核病的成人，也有在公共场所（如学校）被感染。结核分枝杆菌被呼吸道吸入后可以到达肺部，在肺部繁殖生长，然后通过淋巴管播散到附近淋巴结。在原发感染4~6周后儿童形成特异性免疫反应；大多数儿童的免疫反应能阻止结核分枝杆菌进一步繁殖生长，结核分枝杆菌成为潜伏菌。但是在一些免疫反应不是足够强的儿童身上，不能有效阻止结核分枝杆菌的繁殖，儿童就会发生结核病。

2. 哪些儿童容易发生结核感染

①有结核病接触史的儿童：接触越密切，接触时间越长，感染概率越高；②接触的结核病患者如果痰菌阳性或胸片上有空洞表现，儿童容易发生感染；③生活在结核分枝杆菌暴露增加的环境中，如结核病高流行国家和HIV感染家庭的儿童结核感染率高；④5岁以下儿童、HIV感染儿童、未接种BCG疫苗以及严重营养不良的儿童，在发生结核感染后更容易发展为活动性结核病。

3. 哪些措施可以预防儿童结核病

(1) 卡介苗预防接种：卡介苗是一种牛型结核分枝杆菌减毒活疫苗。接种卡介苗后可使人体对结核分枝杆菌产生抵抗力及相当程度的免疫力，可以有效预防严重结核病如粟粒性结核和结核性脑膜炎的发生。

(2) 接触者筛查和管理：接触者筛查可早期发现结核感染和活动性结核病，避免发生重症结核病，减少儿童结核病的负担。婴幼儿和 HIV 感染者接触活动性结核病患者后易发生结核感染并发展为活动性结核病。

(3) 控制传染源：通常是家庭内成年人把结核病传给儿童，特别是痰结核分枝杆菌涂片阳性的结核病患者。早期发现、诊断和治疗成人传染源患者并做好感染控制，可减少儿童结核病的发病。

4. 肺结核的家庭防护

(1) 如家里发现有开放性的肺结核患者，应尽早脱离与儿童接触，并给予积极治疗减少其传染性。

(2) 儿童须及时到医院进行胸片及结核感染筛查，如发现活动性结核并及时给予治疗能改善预后，如发现结核感染并及时给予预防治疗能有效减少活动性结核病的发生。

都是结核分枝杆菌惹的祸

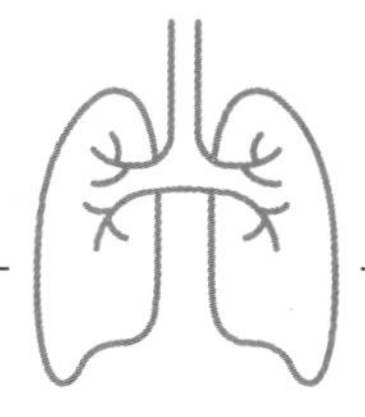

刘赛朵　温州市第六人民医院结核科

这世界上没有无缘无故的爱，也没有无缘无故的恨，更没有无缘无故的病。以下是小学生一家的抗结核之路。

我是一个 12 岁的小学生。有人说，七月的江南像孩子的脸，说变就变，那么我可以毫不客气地说：今年的七月像是撒旦盯上堕落凡间的天使，找准时机，偷走了我的笑脸，偷走了爸爸妈妈的希望。

我一个人静静地躺在病床上，关上灯，仰脸看着天花板。从窗外射进的灯光，透过窗玻璃，把整个窗户投影到天花板上，横条、竖条组成的窗格子影子，如蜘蛛网般，若有若无。渐渐，我的眼皮开始沉重，轻轻地往下沉，往下沉，夜露滴在脸上，凉凉的。我伸手摸了摸，却摸到了无尽的虚空。

恍惚间，我仿佛看到了生病之前的自己，那是姑姑带着我去游乐场玩后的第三天，我开始咳嗽、咳痰，一阵接着一阵的，从来没有这么厉害过。夜里我开始发热，整个人滚烫滚烫的，妈妈说我热得像个火炉。爸爸妈妈、爷爷奶奶、姥姥姥爷都围着我，担心的样子仿佛我这个丁家独苗会消失一样。我整夜持续发热，第二天我就被爸爸妈妈带到医院，紧接着是抽血化验、拍片子……

不一会儿，爸爸一脸沉重地把妈妈叫过去，我依稀听到他说："医生说儿子可能得了肺结核，需要进一步检查……"肺结核？这是什么毛病，我使劲转动脑筋，想起了姥爷看越剧时和我提过林黛玉这个大才女就是因肺结核去世的。闻着医院消毒水的味道，我突然间感到害怕：天妒英才吗？让我也得这个病？

接下来的几天，爸爸妈妈带着我去了市里看病最好的医院，又做了一系列化验、检查。后来，医生很肯定地告诉了爸爸妈妈我被确诊为"肺结核合并肺炎"，他们考虑到我是个小学生，部分药物有使用限制，建议我们到传染病专科医院进一步诊治。

到了传染病专科医院后，接待我们的是一位年轻漂亮的主任医师，她告诉我们：肺结核是一种慢性呼吸道传染病，经呼吸道传播，是结核分枝杆菌感染肺部所致，常表现为咳嗽、咳痰、发热、咯血等症状，如果发现不及时、治疗不得当，甚至会危及生命。治愈结核的关键是使用科学合理的化疗方案，规律服药直至疗程结束，疗程为 6~8 个月。新发肺结核患者经过正规治疗，治愈率可达到 90% 以上，如果接受了不正规治疗，治愈的希望渺茫。这种疾病主要在于预防，避免接触结核病患者，增强自身抵抗力是关键。

入院后的第二天，医生建议我的爸爸妈妈也做一个全面的检查，万幸的是他们都健健康康的。我的爸爸妈妈轮流照顾我，他们总以为我还是个孩子。住院期间，医生和护士们经常会叮嘱我爸爸妈妈说，家属一定要戴上口罩，注意隔离，可是他们总觉得那是在开玩笑，在医生们离开之后就摘下了那看似一层布，实则可以救命的口罩。

后来，我的姑姑远程发来了一个好消息和一个坏消息：好消息是她要结婚了，但是不幸的是，在婚检过程中查出来，她的胸片显示肺部有大片阴影，还有个大空洞，医生考虑是"肺结核可能"。姑姑也被家人火急火燎地送到了传染病专科医院，经检查后明确“肺结核伴空洞”，痰中结核分枝杆菌阳性。为了家人的健康，必须住院隔离治疗。于是，我们姑侄俩就成了同病相怜的病友。

妈妈经常会背着我哭泣，爸爸白天黑夜往返于医院和工作的地方，他们心疼我们姑侄俩，希望我们能快点好起来。但是，他们还是会在医生护士离开后随手摘下口罩。有一天夜里，我听到妈妈咳嗽了，一阵一阵的，很像我刚发病时的样子。我顿时感到害怕，希望妈妈永远健健康康，不受病魔折磨，哪怕感冒也不要。

不幸的是，我的担心成了事实，妈妈在照顾我 2 个月后，胸部拍片检查提示“左上肺结核首先考虑”。看到这个诊断报告的时候，我的眼泪夺眶而出，抱着妈妈痛哭流涕，感觉是自己害了她。我痛恨自己为什么会生病，痛恨那个把结核病传给我的人，痛恨自己没有足够的抵抗力去抵抗疾病。

医生对比了妈妈前后做的检查，很怀疑地问：“丁丁妈妈，你在医院照顾的时候，都有戴口罩吗？”爸爸妈妈这才恍然大悟，原来是不戴口罩惹的祸。妈妈如实告诉了医生，医生非常严厉地说道：“咳嗽是传播结核病的主要传播途径。当咳嗽、打喷嚏或将痰吐于地面时，把带有结核分枝杆菌的飞沫、痰液喷洒出来，被易感人群吸入后致病，你们家长呀……”然后他建议爸爸重新检查，胸部 CT 结果也是考虑“肺结核可能”。就这样，我们全家都踏上了“抗结核治疗”的艰辛旅程。

健康提示

1. 结核病重在预防和积极治疗

故事仍在继续发展。我们要总结经验，开拓前进。自 20 世纪 90 年代以来，由于全球流动人口增加、结核病防治工作受到忽视等多种因素，结核病再度在全球范围内流行，1993 年 4 月，世界卫生组织宣布全球处于结核病紧急状态。截至目前，结核病仍然是我国卫生医疗系统“头号公敌”之一，直接影响着我国国民健康水平。

该故事主人公的经历是真真切切发生的故事，从出现症状、就医、确诊肺结核、治疗到父母双亲出现同样的症状乃至确诊患同种疾病，对于一个才 12 岁的小学生来讲，不仅要承受肉体上疾病的折磨，甚至要承受同龄人无法想象的精神压力。

结核病是一种传染病，民众间“谈核色变”。但是，恐慌源自无知。结核传播究竟是怎样一回事？结核病是呼吸道传染病，结核分枝杆菌会在肺结核患者咳嗽、打喷嚏、大声说话时从呼吸道喷出，漂浮在空气中，特别是有咳嗽症状的排菌期肺结核患者，其传染性最大，是最主要的传染源。健康人吸入了漂浮在空气中的结核分枝杆菌就有可能染上结核病。故事主人公父母在照顾患儿时不听医嘱，无知地摘下口罩，吸入空气中悬浮的结核分枝杆菌，在其抵抗力下降时就中招发病了。因此，控制结核病传播最有效的措施是尽早发现患者，并进行积极有效的治疗并隔离。

2. 身边有结核病患者该如何做

(1) 不要长时间与活动性结核病患者待在一起，特别是当他们接受治疗还不到两周的时候。尤其是要避免与结核病患者一起待在闷热、通风不好的房间。

(2) 若必须与结核病患者相处，如在治疗结核病的护理机构工作者、照顾结核病患者的家属等，必须采取戴口罩等保护措施，以避免吸入结核分枝杆菌。

(3) 若身边人有活动性结核病，请确保他们严格遵循治疗指示，帮助他们坚持治疗，同时降低自己感染此病的风险。

3. 结核病防治口诀

作为患者:得结核，切莫慌，遵医嘱，按方案。

作为家属:结核病，可预防，良好习惯要培养。

作为医务人员:无核世界你我想，健康中国人人强。

网吧潜伏“结核”杀手，年轻小伙终身残疾

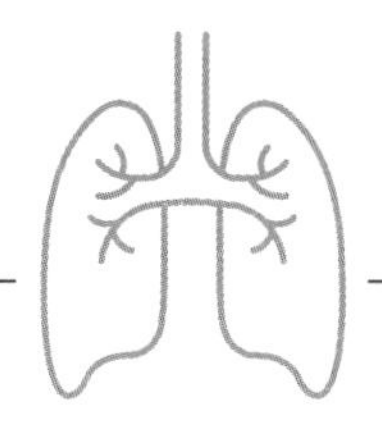

程芳　施伎蝉　温州市第六人民医院重症医学科

推开网吧的大门，灯光昏暗，烟雾缭绕，敲击键盘和鼠标的声音此起彼伏，时不时传来声嘶力竭的怪叫，偶尔能听到阵阵咳嗽声。一群不知疲倦的年轻人正全神贯注地盯着屏幕，嘴上叼着烟头，吞云吐雾，手指在键盘和鼠标间飞快地移动。

沉迷网吧，突然倒下

突然，在网吧已经待了 1 个月的小李倒下了，旁边的小明见状，惊恐不已，立马拍打他的肩膀，慌张地大叫：“小李，你怎么了，快醒醒，小李，快醒醒！”小李没有回应，反而全身触电似地抽动起来。小明一看情况不妙，立马报告管理员，管理员随即拨打 120 呼救，迅速将小李送至区人民医院就诊。医生给小李用了镇静药物后，全身抽搐好转，但小李无法辨认人物及事物，头颅 CT 检查提示脑池有增大，建议转上级医院继续就诊。

小李由120转至市第六人民医院急诊,急诊医师看了头颅检查报告后,怀疑“脑积水”立即再次复查头颅检查确诊,予降低颅内压力药物及控制癫痫药物治疗。小李没有再发抽搐,但仍无法辨认人物及事物。雪上加霜的是,小李出现高热,突然再次昏迷,呼吸极度费力,心率显著加快。急诊医师当机立断给小李气管插管,因查胸部CT考虑“肺结核”,进一步检查发现有结核分枝杆菌,小李随被转至重症监护科治疗。

生命至上,全力救护

“缪医生、程医生,快看看小李,双侧瞳孔光反射一点都没有,深度昏迷,病情非常危重。”护士边喊边跑进办公室。缪医生和程医生立即详细诊察患者,考虑“结核引起的颅内感染”。缪医生快速给小李进行了腰椎穿刺。只见脑脊液像自来水一样的喷射出来,压力高到测不出来,小李病情危重,必须紧急降低颅内压力。甘露醇属于高渗液体,须由深静脉输入,程医生立即进行深静脉穿刺术。一般抗结核药物便宜,但对于重症的颅内感染还须用利奈唑胺针增强疗效,这个药物昂贵,小李目前医疗费用无人承担,家属也联系不上。缪医生和程医生商量后认为还是需要申请使用此药,立即向科室主任汇报情况,请求审批利奈唑胺针。主任了解小李情况后批准了利奈唑胺针并联合制订了治疗方案,一切救治马上有序进行。

经过4天的积极治疗及精心护理,黄脓痰逐渐减少,小李成功地拔除气管插管,生命体征也逐渐趋向平稳,小李也能说单字,偶尔能自己睁眼睛。功夫不负有心人,总算向好的方向发展,病区的医生和护士丝毫不懈怠,给小李最好的治疗,院领导也积极联系市救助站给予资金资助。

经过两个多月的治疗,小李能讲一句完整的话了,从一开始的答非所问到正确回答姓名、大概年龄、籍贯,能按照指令完成简单动作,这一切承载了太多医护的努力及社会的支持。

经过3个月的治疗,小李语言逐渐恢复,在一次查房中,郑医生加大了问题难度，问道：“小李，我们有几个医生来看你呀？”小李说：“1个。”但实际我们有3个医生。郑医生再问：“我们穿什么颜色的衣服？”小李说：“红色。”吴医生用小电筒照了下眼睛，无回避光源，可以确定的是小李失明了，结核性脑膜炎引起失明代表损伤到视神经，提示预后不佳，只有部分人可能通过治疗有所缓解，而且小李的下肢经过3个月的积极治疗仍不能抬离床面。这一切极大可能伴随终身。

据了解，小李的父母离异，父亲犯罪坐牢，母亲联系不上，弟弟因经济原因从未来医院看过。经过重症监护科108天的治疗，近30次的腰椎穿刺，直至脑脊液压力及化验恢复正常，医疗费用已达12万。小李能脱离生命危险，离不开医护的努力和社会各界人士的支持，目前小李已由市救助站交接给其户籍所在地救助站。

健康提示

1. 网吧成结核病高发地

2013年以来，本市网吧等特殊场所的结核病发病人数有升高的趋势，而且一旦发病，往往是重症结核。肺结核与网吧，两个看似毫无关系的名词究竟是怎么联系起来的呢？

肺结核是经呼吸道传播的慢性传染病，可通过飞沫在人际间传播，易在通风不好的人群聚集场所传播。一个未治疗的排菌期患者，一年之内会将结核分枝杆菌传染给周围10~15个人。统计资料显示：15~35岁年龄段的初发肺结核患者中有80%以上的人经常上网，其中有过半的人是经常熬夜的“网虫”。医学研究证明，结核分枝杆菌侵入人体后是否发病，不仅取决于细菌的数量和毒性，更主要取决于人体对结核分枝杆菌的抵抗力。在机体免疫力低的情况下，入侵的结核分枝杆菌不能被机体防御而得以迅速繁殖，引起结核病。

网吧作为室内人口密集的场所，空气流通不畅，如果网吧中有传染性结核病患者，很容易通过飞沫、打喷嚏等方式传染给他人。实验结果显示，每次咳嗽至少产生 3 000 个飞沫。一般飞沫可飞行约 1m。体积较大的飞沫随即落地，大量较小的飞沫在空中悬浮逐渐失去水分，变成含结核分枝杆菌的飞沫核。飞沫核以气溶胶形式漂流到更远的地方。泡网吧者生活不规律、长期熬夜，使得身体抵抗力下降，吸入含结核分枝杆菌的飞沫，更容易发生肺结核。再加上网吧的人员流动性大，人群集聚，空间相对密闭，一旦有一个传染源，网吧里的其他人很容易感染。

2. 如何降低网吧等密闭场所结核病发生的风险

(1) 应养成良好的生活习惯，作息规律，避免在网吧等人员密集场所长期逗留，不要长时间习惯性地沉浸在网络时空中。

(2) 应积极参与户外运动调节身心，选择健康和有益的休闲活动，锻炼身体，合理饮食，增强自身免疫力。

(3) 网吧经营者需改善网吧卫生条件，注意开窗通风，定期空气消毒。

(4) 肺结核患者要自觉不去网吧等人员密集的公共场所。

3. 为什么“通风”对预防肺结核特别重要

结核病经空气传播。个体与传染性肺结核患者接触时，能否吸入带有结核分枝杆菌的飞沫取决于环境空气中的带菌飞沫浓度和滞留时间。通风是有效降低空气中带菌飞沫浓度的有效方法。假设肺结核患者的排菌量是固定的，房间每通风 1 次，空气中的含菌量便减少 1/2。这样，随着通风次数的增加，接触者吸入结核分枝杆菌的风险便显著降低。因为肺结核症状不典型，在发现肺结核患者后再采取开窗通风措施往往为时已晚，只能减少以后的结核分枝杆菌传播风险。因此，养成定时开窗通风的习惯，是预防包括肺结核在内呼吸道传染性疾病的重要措施。

不远万里，
缅甸姐妹俩跨境求医

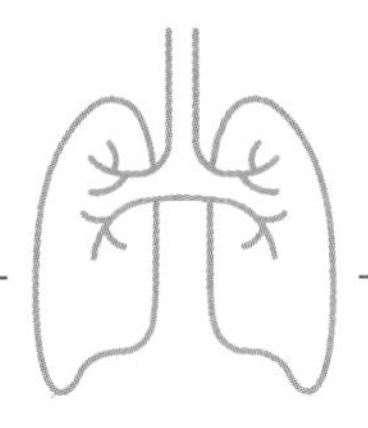

邱超超　温州市第六人民医院结核科

“咳咳咳……”姐姐小萍细声地问：“小清，你又开始咳嗽了？”“是啊。”妹妹小清回应，“最近老是止不住的咳嗽，喉咙都咳痛了，医院开的药吃了都没什么效果！”

小清和小萍（均为化名）是一对缅甸的姐妹花，不知怎么，最近两三个星期开始不停地咳嗽，伴咳白色泡沫样的痰，最近这几天，咳嗽变得更是厉害了。一个星期前，她俩去了当地医院，医生考虑是“感冒”，给配了一些药回家吃，但是现在咳嗽比之前反而更加厉害了。

“我带你们去市医院进一步检查一下吧”。此时姐姐小萍的丈夫王华（化名）正好下班回家，一进门就听到小清、小萍止不住地咳嗽，皱着眉头说。王华是个中国人，平日经常往返缅甸 - 中国之间做投资生意，一次机缘巧合遇上了小萍。

三人来到缅甸当地医院，挂了呼吸科的号，大概排了半个小时的队，小清和小萍走进了诊室，刚坐下来，妹妹小清又开始不停地咳嗽起来“咳咳咳……”医生见状，捏了捏鼻尖的口罩，确定口罩戴好后开始询问起姐妹俩的病情，大致问完病情后，用听诊器听了下两人的肺部，医生让姐妹俩先做个胸片检查，并且等检查完再回来看看。

拍完胸片，小清和小萍再次走进这个诊室，医生打开胸片一看，倒吸一口凉气，慎重地对姐妹俩说道："你们的肺部受到了感染，而且感染得很重，甚至有一侧肺有明显的毁损表现，有可能是得了肺结核，需要住院治疗。"

"肺结核是什么？"小清、小萍疑惑地问。

"肺结核是一种由结核分枝杆菌感染肺部所致的慢性呼吸道传染病，经呼吸道飞沫传播，常表现为咳嗽、咳痰、发热、咯血等症状，如果发现不及时、治疗不合理，对健康伤害很大。活动性肺结核自愈的可能性很小，治愈肺结核的关键是使用科学合理的化疗方案，规律服药直至疗程结束，肺结核的疗程为 6~8 个月，新发肺结核患者经过正规的治疗，治愈率可达到 90%，如果肺结核患者不进行规范治疗，其直接后果就是治疗失败，部分转变成耐药肺结核。"医生缓缓道来。

小清和小萍在医院感染科已经住了将近 2 个月了，其间，两人痰找抗酸杆菌检查结果为阳性，诊断"肺结核"明确，而且传染性极强，住院后医生就给姐妹俩用了利福平胶囊、异烟肼片、吡嗪酰胺胶囊、乙胺丁醇片（上述药物应在医生指导下用药）四联药物开展抗结核治疗。但是，开始治疗两个月来，小清和小萍还是止不住地咳嗽，治疗期间，复查了 2 次胸部 CT，病灶无任何吸收，说明目前治疗无明显效果，这可急坏了王华。治疗无效果，医生对此十分在意，私下里议论：会不会是耐药肺结核呢？那可就麻烦了，据说治愈率很低。

耐药肺结核，顾名思义是结核病菌对一般的抗结核药物耐药，治疗上，耐药肺结核比起一般的肺结核，那可是麻烦了不止数倍，普通的肺结核只需要四种抗结核药治疗就行，而耐药肺结核除了那几种药敏提示耐药的药物不能使用以外，起码还要配合五种以上的抗结核药联用才有效果，而且耐药肺结核治疗时间更长，效果更差。而现在，最让医生头痛的是，耐药肺结核在缅甸属于罕见病，一般医院都没有治疗耐药肺结核的药物，小清和小萍又是痰菌阳性的患者，结核病是通过呼吸道传播的传染病，如果没有治愈就让她们出院，在公共场合不停地咳嗽，一传十，十传百，那可不得了，更糟糕的是，被小清和小萍传染的患者，也必定是耐药肺结核。想到这些，医生是万分焦急。

这时，王华来找医生，说道："我突然记起来，我的一位朋友几年前得了肺结核，查出来也是耐药的，刚跟他打听了下，是在温州市第六人民医院治疗的，后来痊愈了，听说那是专门治疗肺结核的医院，耐药肺结核都是送到那里去治疗的，医疗水平很高。"

"对对对，中国每年新发耐药肺结核患者就有 12 万例，肯定有治疗耐药肺结核的药物，你们可以去看看。"缅甸医生连忙说道。

2018 年 8 月 23 号，小清、小萍和王华三人来到了温州市第六人民医院。根据姐妹俩的胸部 CT 情况及治疗经过，医生们考虑耐药肺结核可能性很大，由于小清、小萍在中国的签证时间只有 20 天，所以对他们的标本开展了结核分枝杆菌耐药突变基因检测，果不其然，一周后结果显示利福平、异烟肼、链霉素等药物耐药，确诊为耐多药肺结核。

根据药敏结果，医生们对症下药，针对小清、小萍的个人情况，第一时间拟定个体化治疗耐药肺结核方案，姐妹俩也积极配合治疗，治疗两周后，小清和小萍的咳嗽、咳痰症状明显好转，复查胸部 CT 显示病灶较前吸收，提示治疗有效，由于签证时间到期，20 天后小清、小萍出院回缅甸。

然而，普通的肺结核治疗时间就长达 6 个月，耐多药肺结核更是结核分枝杆菌中的"王"，要想治愈耐多药肺结核，至少需要两年的时间。而缅甸缺少治疗耐多药肺结核的药物，如果现在小清和小萍在治疗的关键期停止治疗，会引起结核分枝杆菌的进一步耐药，进展为广泛耐药结核病，极可能无药可治。王华异常紧张，困扰姐妹俩多时的疾病终于见到治愈的曙光，绝不能就此轻易放弃。他跟医生商量后，决定回到缅甸后立刻再次办理签证手续，再来温州市第六人民医院治疗，因为签证时间受限，以后每个月往返缅甸 - 中国一次。医生们尽心尽量地为小清、小萍俩排忧解难，共同攻克疾病难关。治疗期间，医生护士们无微不至的关怀、治疗的高水准赢得了姐妹俩和王华的赞赏，称医护们“技术精湛、医德高尚”。

转眼 11 个月过去了，2019 年 7 月上旬，小清、小萍再次走进温州市第六人员医院这个熟悉又温馨的地方。不同的是，小清和小萍现在脸色红润，比当初刚来的时候好太多了。再次来到熟悉的地方，小清、小萍跟医生、护士们用中文熟练地打招呼后又开始了新的一个月的治疗。

“快看，小清、小萍俩的胸部 CT 结果出来，病灶比起上个月又吸收了一部分，痰菌也转阴了，再坚持一段时间，估计就会痊愈。”医生办公室里一位医生兴奋地说着。

小清、小萍的故事还在继续，但愿姐妹俩能够坚持治疗直至痊愈，祝福她们！

健康提示

1. 规范的抗结核治疗很重要

肺结核是一种慢性传染病，经呼吸道传播，常表现为咳嗽、咳痰、发热、咯血等表现，如果发现不及时、治疗不合理，对健康伤害很大。活动性肺结核自愈的可能性很小，治愈肺结核的关键是使用科学合理的化疗方案，规律服药直至疗程结束，肺结核的治疗疗程为 6~8 个月，新发肺结核患者经过正规的治疗，治愈率可达到 90%，如果肺结核患者不规范治疗，其直接后果就是治疗失败，部分转变成耐药肺结核。

2. 认识耐药肺结核

耐药肺结核是指耐一种或一种以上抗结核药物的肺结核患者。耐药肺结核的形成主要是不规范的抗结核治疗导致的。耐药肺结核的特点是病情重，病程长，往往需要 18~24 个月的治疗时间，具有并发症多、疗效差、治疗费用昂贵、治愈率低等特点。耐药肺结核有以下四种分型：

（1）单耐药肺结核：仅对一种抗结核药物耐药。

（2）多耐药肺结核：对一种以上的抗结核药物耐药，除外同时对异烟肼和利福平耐药。由于异烟肼和利福平是一线抗结核药物中最重要的两种杀灭结核分枝杆菌的药物，因此如果耐药实验的结果发现，这两种药物还没有同时出现耐药，则耐药的程度相对较轻，仍然可以考虑使用一线药物。

(3) 耐多药肺结核：至少对异烟肼和利福平同时耐药。这种情况就必须更换为二线的抗结核药物进行治疗。

(4) 广泛耐药肺结核：除外异烟肼和利福平耐药之外，同时对任何一种氟喹诺酮类药物及对三种二线抗结核药物注射剂（卡那霉素、丁胺卡那、卷曲霉素）中的至少一种耐药。

而小清、小萍患的正是耐多药肺结核。因此，一旦发现肺结核，须尽早治疗，到当地的结核病专科医院开展治疗，保证早期用药并进行联合、规律、适量、全程的抗结核治疗，避免耐药肺结核的形成。

想做卵巢囊肿手术的二孩妈妈，却住进了结核病房

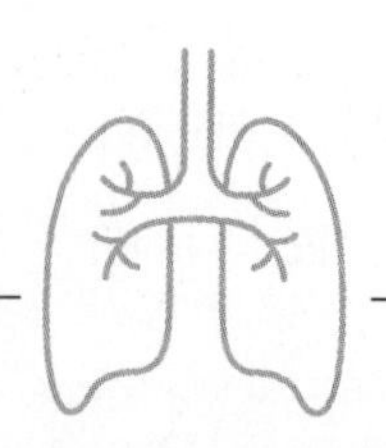

朱海燕　崔小亚　蔡玉伟　洪爱玲　温州市中心医院感染科

2019年2月14日，温州市第六人民医院63病区，来自泰顺的患者小辛（化名）和家人一起送来了一面锦旗，感谢63病区医护人员精湛的技术，精心的护理，使她终于摆脱病痛，顺利康复。事情还要从一年前开始说起。

二孩妈妈手术前被疑肺结核

2018年4月13日，63病区收了一位33岁疑似“肺结核”的女性患者小辛，当时她面黄肌瘦，尚未开口，眼泪先流了下来。小辛到底经历了什么，让她这么难过？通过详细地询问，医生逐渐揭开了谜底。

原来，在入院的前11个月，小辛就出现了反复咳嗽伴发热，体温最高时达39℃，当时她已有孕在身，6个月了，是第二胎。小辛曾在当地诊所用了抗生素，但是却没什么效果。因为担心用药和拍片会影响胎儿的发育，小辛就没有再到医院做正规的检查和治疗，坚持到足月，

顺利产下一个男婴。沉浸于再次当母亲喜悦中的小辛，忘了自己身体的不适，坚持母乳喂养，全身心地抚养新生儿。

产后约 3 个月的一天，小辛突然发现自己右侧乳房胀痛不已，以为自己得的是民间所说的“堵奶”，她不以为然，自己在家敷了一些中药，但没有效果。同时，小辛发现左颈部长了一个小疙瘩，因为不痛不痒，她也没在意。

由于右侧乳房一直胀痛，2018 年 1 月 12 日，小辛去当地医院做了乳腺 B 超，检查发现右乳腺积乳。她松了一口气，果真只是“堵奶”！然而，小辛的右侧乳房胀痛感日益加重。两个月后，小辛再次到医院检查。医生怀疑是乳腺炎，给她做了右侧乳房切开引流术。排出一些黄白色脓液后，小辛的疼痛有所减轻。但是，切口处经常会有黄白色脓液流出，小辛非常苦恼。即使这样，小辛依然没有重视，以为会慢慢好起来。

产后 5 个月左右，小辛到医院做了例行的产后妇科 B 超检查，发现卵巢囊肿，医生建议小辛去妇科复查。2018 年 4 月 10 日，小辛在某医院妇科住院，准备做卵巢囊肿切除术。但是，医生发现小辛有低热，体温 38℃左右，又有咳嗽，拍胸部 CT 后，怀疑“肺结核”。医生建议小辛先去结核病定点医院确诊是否为肺结核，病情控制后再手术。

确诊全身多处耐多药结核

小辛听说温州市第六人民医院是结核病定点医院，慕名前往。医生听了小辛的讲述，深表同情。经查体，发现小辛左侧颈部有一个大小约 2cm×3cm 的肿大淋巴结，外观皮肤正常，也无压痛，右侧乳房可见 2 个小创口，有少许黄白色脓液渗出。

因外院胸部 CT 怀疑肺结核，医生告诉小辛，需要帮她做一些检查，明确一下是否真的是肺结核。对于肺结核疑似患者来说，查痰是判断其是否有肺结核的最佳方式。而确诊肺结核最主要的依据是从痰里找到致病菌，即结核分枝杆菌。于是，医生给小辛交代了留痰的注意事项。

入院的第二天，小辛的痰检结果出来了，结核分枝杆菌阳性，并且快速药敏检查显示利福平耐药。由于小辛没有结核病史，也没有使用过抗结核药物，为了避免出错，医生建议小辛再次留痰化验。第二次痰检结果仍然阳性且利福平耐药！经过进一步的检查，痰分枝杆菌培养和药敏结果提示该结核分枝杆菌同时对一线抗结核药物利福平和异烟肼耐药。根据耐多药结核病的诊断标准，小辛确诊为耐多药肺结核。

医生想：小辛颈部的淋巴结肿大是否也是结核分枝杆菌感染导致？2018 年 4 月 17 日，在 B 超定位下，医生对小辛左颈部淋巴结进行了穿刺，果然找到了结核分枝杆菌，药敏结果显示同样是耐多药！那么乳腺的脓肿呢？难道也是结核？医生心存疑惑，因为这样的病例并不多见。

事不宜迟，医生抽取了小辛右乳腺脓液进行化验检查。果不其然，也找到了结核分枝杆菌，药敏结果显示同样是耐多药！医生惊呆了，因为在医生的职业生涯中还是第一次遇到这样的病例。

医生忽然有个不祥的预感，小辛的卵巢囊肿难道也是结核？这个想法并不是空穴来风，因为在查阅小辛外院的检查报告中发现，小辛产后 2 个月的时候，例行做过妇科 B 超，当时并没有发现卵巢囊肿，但是在产后 4 个月、5 个月左右妇科 B 超复查的时候才发现卵巢囊肿，并逐渐增大，医生觉得不能单纯用卵巢囊肿来解释。

这些想法使医生倒吸了一口冷气！但想到小辛是一个产后患者，肺结核没有及时得到诊断和治疗，同时合并了淋巴结、乳腺结核，说明小辛的免疫力很差，再合并生殖器结核不是没有可能。

在征得小辛和家属的同意后，2018 年 5 月 14 日，在 B 超医生的协助下，对右侧子宫附件进行了穿刺，穿刺非常成功，但结果非常不幸，同样是耐多药结核！

至此，小辛的病情水落石出：耐多药肺结核合并颈淋巴结、乳腺、子宫附件耐多药结核。

医患共同努力，战胜难缠耐多药结核病

小辛由于在怀孕期间出现发热、咳嗽等症状后，没有及时诊断和治疗，产后也没有及时发现，因此延误了诊治，导致病情进一步加重。单单对耐多药肺结核的治疗难度已非常大，何况小辛还合并身体多个部位耐多药结核分枝杆菌的感染，治疗难度可想而知。

医生按照耐多药结核病的标准治疗方案开始给小辛开展治疗。总疗程 24 个月，共由 5 种二线抗结核药物组成，其中一种是注射剂，需要注射 6 个月，其他 4 种均是口服药。

医生每天除了给小辛的创口换药外，还要密切关注这些抗结核治疗药物引起的不良反应。治疗一周左右，医生观察到小辛的情绪有异常，通过和她交谈得知，自从用药以后，她感觉难以入眠，精神焦虑，对生活失去了信心。医生给她做了心理评估后，认为患者的焦虑、精神压抑是其中的一种抗结核药物引起的不良反应。经过专家组讨论后，调整了药物，重新制订了治疗方案。

每次查房的时候，医生对小辛特别关心，总是鼓励、安慰她，增强她战胜疾病的信心。经过一个多月的治疗，小辛的体温很快恢复正常，复查胸部 CT，病灶较治疗前明显吸收。颈部淋巴结、右乳腺破溃处、子宫附件脓肿也较入院前明显好转。

小辛看到自己的病情明显好转，心情也开朗起来了，脸色也红润了，胃口也好起来了，体重也增加了。和家人商量后，小辛决定要出院，带药回家治疗。

医生根据小辛的病情进行评估，认为已达到出院标准，同意她出院，并帮她联系了出院后在社区的注射点，并嘱咐她每个月要定期来医院复查，小辛欣然答应。2019 年 2 月 14 日，虽然规律治疗了才 10 个月左右，但是因为小辛和医生配合得非常好，并且坚持定期随访，定时服药，各项检查

指标已接近正常。胸部CT提示病灶明显好转，多次送检的痰均没有找到结核分枝杆菌，痰培养结果也是阴性。B超提示颈部、双侧腋下淋巴结已消退，子宫附件肿块也缩小了，乳腺创口已愈合。治疗起效了，治愈的希望很大。

小辛和家人为了表示对63病区全体医护人员的感谢，才出现了开头的一幕。医生们也很高兴，因为患者的康复就是对医生最好的奖励。医生嘱咐小辛，尽管目前效果很明显，病情也很稳定，但是一定要继续坚持服药，按规定治疗到疗程结束，争取痊愈。

最后，大家也一定非常关心小辛的宝宝怎么样了？小朋友在9月龄的时候，做了结核菌素（PPD）试验，提示弱阳性，胸部CT未见明显异常，随访至今生长发育良好，大家都为小辛母子感到高兴。

健康提示

1. 什么是耐多药结核病，又是什么原因使小辛身体多处感染了耐多药结核分枝杆菌

人体除了毛发和指甲不会被结核分枝杆菌感染外，其他任何部位都有可能被感染，其中以肺结核最常见。治疗结核病最重要的两种药物就是异烟肼和利福平。如果结核分枝杆菌对异烟肼和利福平均敏感，只要6个月的治疗时间，90%以上的肺结核可以被治愈。如果结核分枝杆菌同时对异烟肼和利福平耐药，那就是“耐多药”结核病。因为治疗时间长，需要24个月，因此治愈率也大打折扣，只有55%左右。加上药物副作用大，费用高，一般家庭难以承受，患者往往也难以坚持，被称为“会传染的癌症”。

2. 什么情况会导致耐多药结核病

最常见的原因是：患者患了结核病后进行不规范的治疗导致，初始为非耐药的结核病患者由于不规范治疗、不规律服药等因素，就会诱发结核分枝杆菌产生耐药；还有一些原因是直接感染了耐多药结核分枝杆菌，小辛就是属于这种情况。

3. 哪些人易感染结核病

免疫力低下者、艾滋病病毒感染者、糖尿病患者、尘肺（肺尘埃沉着病）患者、老年人等都是容易发病的人群。而孕妇和产后均属于免疫力低下人群。

4. 如何尽早发现耐多药结核病

肺结核早发现、早诊断、早治疗，经过6个月的规范治疗，完全可以治愈。如果发现咳嗽、咳痰超过2周，建议尽快到医院检查，排除肺结核。如果确诊为肺结核，则尽量进行快速药敏检查，可尽早确定是否为耐多药结核病，便于临床调整治疗方案，保证治疗效果。

妊娠妇女出现反复发热、咳嗽、咳痰等症状，经对症治疗后，病情仍无好转，医生和患者应充分沟通，权衡利弊，酌情行胸部X线或CT检查，以免误诊。不要盲目顾忌、夸大X线对胎儿的影响。

临床医生应详细询问病史，全面体检，重视病原学检查，以免漏诊和误诊。

结核监护室故事之留学生死里逃生记

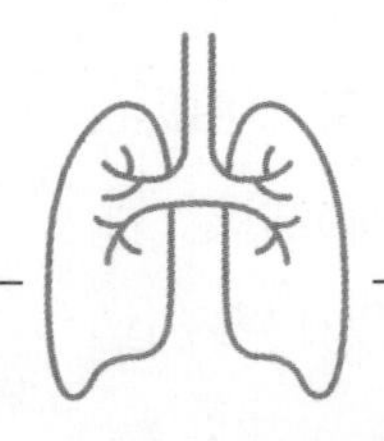

毛敏杰　黄晓庆　杭州市红十字会医院结核病诊疗中心

“咔嚓”镜头定格一瞬间，照片里一群医务人员围绕在一名坐在轮椅上的外籍患者小布旁边，他脸上灿烂的笑容比他手上那捧鲜花还耀眼。“小布转普通病房喽！”全院上下兴奋不已，小布父母也老泪纵横，这一个多月的生死博弈给大家留下了永远的记忆。

熬夜网吧玩游戏，重症结核命悬一线

4月3日，杭州市红十字会医院结核监护室医护人员一如往昔地忙碌着，“三楼有个留学生，呼吸衰竭，需要立刻转入。”几分钟后，大口喘着粗气，已经骨瘦如柴的小布被转送入科。

小布，23岁，杭州某大学的留学生。2个月前，莫名开始咳嗽、咳痰，但这并没有引起他的注意，依然流连网吧熬夜，作息极其不规律，渐渐地他开始经常感到胸闷、气急，胃口越来越差，人也日渐消瘦。4月1号，小布突然出现喘不上气的症状，于是去医院检查。结果CT

显示右侧严重气胸，右肺受压 90%，左肺多个空洞和密密麻麻的各种形态的病灶。接诊医生吓坏了，紧急穿刺处理气胸后，建议他转到杭州市红十字会医院治疗。紧急处理后小布感觉气急有所缓解，就拎着引流瓶自己回了学校宿舍。4 月 2 日他再次气急得说不上话，在舍友帮助下打车来到该医院的结核门诊，两个人身无分文，分诊护士急忙汇报分管领导，开通绿色通道将其安排进入病房。

身高一米八的小布此时体重却已不足 90 斤，白蛋白不到正常人的一半，属重度营养不良。因受到结核分枝杆菌与细菌双重感染，气胸无疑是让小布早已千疮百孔的烂肺雪上加霜，常规治疗已经无法改善他的症状。医院很快就将他转入了结核 ICU，外科会诊加强气胸引流、气管插管呼吸机通气 100% 纯氧，但是他的症状丝毫没有缓解。小布的父母也远在千里之外，面对命悬一线的患者，医务人员感到了如山般的压力，第一时间汇报院领导。院长认真听取汇报后批示："即使希望渺茫，我们也要全力以赴去抢救，同时做好与各方沟通汇报工作。"现有条件已无计可施，医务人员紧急联系外院的艾克膜（ECMO，一种体外呼吸循环支持系统）团队，唯愿这项目前世界顶级的技术能为药物治疗争取宝贵时间。

55 天艰辛努力，跑赢死神

"清明时节雨纷纷，黑白无常忙收魂。蒙面天使齐上阵，阎王也得让三分"，这场与死神的"拉锯战"持续了近两个月。科室所有医务人员取消休假，轮番加班加点：值班医生深夜把相关数据发在科室群，大家积极参与讨论，献计献策；即使下班回家了，大家的心都还牵挂着小布的病情。全院多个科室医护人员通力协作，医院化验室、总务科、后勤等都开通绿色通道。纵使这样，小布的病情还是如同过山车般跌宕起伏，险情一次次出现。大家不放弃，众志成城、群策群力，中西医结合各显神通，最终化险为夷。回想起来，最让人胆战心惊、湿透衣襟的是艾克膜（ECMO）运作后的第一次

CT 检查。病房在 3 楼，CT 室在 1 楼，总共要走的路不足百米，可小布那次检查却硬生生花费了将近 1 小时，有 20 来位工作人员全程“保驾护航”。当时，小布的身上除了各种血管管路之外，还需携带呼吸机、心电监护仪、2 个氧气罐、输液泵、胸腔闭式引流管等，移动的过程中，任何一个机器脱开或是故障对他来说都是致命的。生命没有重来的机会，为了保证小布检查尽可能安全，医院领导与放射科、结核外科、后勤、保安等众多科室负责人讨论了每一个细节，还事先实地演习了一遍。保安人员在前面开路，病床边十几个医护人员分工负责机器和患者，每走一步都小心翼翼，所有人提心吊胆的。大家的努力没有白费，检查途中没有出现任何偏差。CT 结果显示小布的病灶有吸收好转迹象，现场所有人都激动万分，成就感油然而生。

小布病情每一个细微好转，都让全体医务人员更加有信心帮他战胜死神：

4 月 16 日，小布撤掉了艾克膜（ECMO）。

4 月 23 日，小布接受经皮气管切开手术。

4 月 30 日，经过每日呼吸与肢体的康复训练，小布开始间断脱离呼吸机。

5 月 6 日，小布彻底摆脱呼吸机。

5 月 9 日，小布能床边端坐 10 分钟。

5 月 12 日，小布能下地站立 30 秒。

5 月 28 日，小布坐着轮椅，被转入普通病房。

55 天的艰辛，都被小布一个灿烂的笑容冲刷干净，一切都值得感恩和纪念。几天前，在病房回访小布，他正躺在床上拿着手机跟朋友聊天，还跟特地飞来照顾他的妈妈聊出院回国的安排。见到结核 ICU 医生他很兴奋，非要站起来展示他现在有多健康。

“我以前不知道结核病，想不到这病如此厉害，感谢杭州市红十字会医院医护人员的专业与用心，把我从死亡线上拉了回来。他们教我做呼吸操，给我做肢体按摩，扶着我坐、站、走。我大便解不出，医生护士不嫌脏还帮我抠，她们不仅救了我的命，还帮我恢复正常人的生活。我无聊的时候陪我说话，我嘴巴没味道吃不下东西，美女护士还给我吃棒棒糖。”说起这次生死经历，健谈的小布对医护人员有道不完的感谢。

医者，以我之仁济世，以我之德正行，以我之爱胸怀天下，传承如旧，初心不改。仁爱精神，是凝聚白衣天使行动的信念，是引领前行的光芒。所谓医者，使命担当，不畏前险，负重而行！

健康提示

1. 什么是结核重症

结核重症是结核病引起的一组急重疾病或症状，包括大咯血、自发气胸、肺源性心脏病、呼吸衰竭、多器官功能衰竭、重症肺炎等。处理不当很可能延误患者治疗，甚至危及患者生命。结核病患者应当了解结核重症的早期临床表现，及早就诊以免危及生命。

2. 常见的结核重症表现有哪些，它们危害性如何

咯血是指喉及喉部以下的呼吸道任何部位的出血，经口咯出，咯血量多少依病因和病变性质、部位而不同。一天内咯血量大于500ml或一次咯血大于300ml称为大量咯血。咯血占肺结核死亡原因的1/3，为肺结核患者死因的第二位。大咯血时，可发生失血性休克，凡合并慢性气道疾患、心肺功能损害、年迈、咳嗽反射抑制、全身衰竭等状态使气道清除能力削弱者，容易导致窒息。此时患者烦躁、神色紧张、挣扎坐起、胸闷气急、发绀，应立即进行抢救。

自发性气胸是指无外伤情况下，肺组织及其脏层胸膜由于某种病因破裂，空气通过细微裂空进入胸膜腔，而引起胸膜腔积气及肺组织萎缩。在我国自发性气胸是肺结核常见的严重并发症之一。一般常见的症状为：胸痛、呼吸困难。引起气胸的诱因有多种，常见的诱因为咳嗽和用力动作。自发性气胸诊断及处理及时，绝大多数均能治愈，预后良好。严重者处理

不及时，往往可迅速发生呼吸循环衰竭，甚至死亡。

呼吸衰竭简称“呼衰”，是指各种原因引起的肺通气和/或换气功能障碍，以致在静息状态下，机体不能维持足够的气体交换导致严重缺氧伴/不伴二氧化碳潴留，进而引起一系列病理生理改变，代谢功能紊乱和出现相应临床表现的综合征。危重时若不及时处理会发生多器官功能损害乃至危及生命。

多器官功能衰竭是指人体各器官功能正常或相对正常的情况下，由于同一致病因素，如感染、休克、创伤、急性药物中毒等导致人体两个或两个以上器官功能同时或相继发生衰竭。该病发病率高、病情凶险、治疗费用高，是重症监护病房内主要死因之一。早期诊断、早期进行脏器功能支持治疗，对提高患者存活率具有重要社会和经济意义。

3. 如何紧急应对肺结核引起的咯血

约60%的肺结核咯血患者都有咯血先兆。咯血先兆常表现为：胸闷、气急、咽痒、咳嗽、心窝部灼热、口感甜或咸等，初春多见，常在夜间或清晨。窒息是大咯血患者死亡的直接原因，若遇到上述先兆时，应及时呼叫120，如果患者意识清醒，让患者处于前倾位端坐，方便将血液咯出或呕出，以防血液堵住呼吸道引起窒息；同时安抚患者情绪，消除其恐惧心理。如果患者虚弱不能坐稳，施救者可站于患者侧后方，用双手从患者腋下穿过，辅助患者维持身体前倾位；如果患者意识不清，但有呼吸及心跳，则将其翻转至侧卧位。使患者远侧一腿屈曲，足部置于近侧腿膝关节下方，抬起患者远侧胳膊，放在近侧脸颊下方，并将其近侧手臂向上屈曲放置。施救者一只手抓住患者远侧肩头或肘部，另一只手抓住患者屈曲的膝盖，同时将其翻转至侧卧位，然后调整腿部位置使其稳定，调整脸颊下方的手掌位置，保障患者嘴巴低于患者喉头位置。维持这种姿势，并密切观察患者呼吸情况；轻拍背部以利血块排出，可用手指卷上纱布清除口、鼻腔内血块，以清除呼吸道内积血，解除呼吸道梗阻。如牙关紧闭，应撬开牙关，挖出口腔里的血块，轻拍背部以利血块排出。呼吸及心跳停止，应立即行心肺复苏术，具体请参照心脏骤停急救法。患者绝对卧床休息，保持室内安静，稳定患者情绪，保证患者充分休息，做好患者的口腔护理，进食高热量、富营养、易消化的流质或半流质，特别要注意保持大便通畅，以防增加腹压致咯血及窒息再次发生。

西藏班的小罗得了结核病

——接种卡介苗，远离重症结核

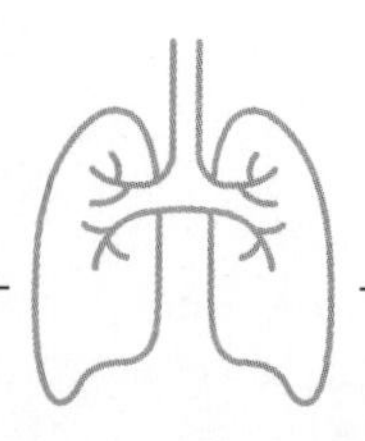

何莉　绍兴市柯桥区疾病预防控制中心结核病防制（地方病防制）科

绍兴市柯桥区柯岩街道有一所西藏民族中学，学生均来自我国西藏地区。2019 年 5 月底，绍兴某结核病定点医院报告了 1 例该校学生痰菌涂片阴性肺结核的病例。

6 月 1 日，柯桥区疾控中心在对该患者密切接触者进行结核病筛查时，发现同班同学中有个女生脸色潮红，身上披着厚实的衣服，精神状态不佳，自述近期一直有发热症状。工作人员查看了该学生的手臂，发现没有卡介苗接种过的瘢痕。经了解，该女生名叫小罗，2018 年 9 月从西藏到柯桥区西藏民族中学求学，入学体检时胸部 X 线检查未见异常。5 月下旬，小罗开始出现头痛伴发热、流涕症状，一直在某医院耳鼻喉科以“鼻炎”治疗，但收效甚微。考虑到小罗发热多日，区疾控中心当即建议学校送小罗去医院进一步诊治。

当天中午，保健老师带着小罗到某医院儿科就诊，对小罗进行了胸部 CT 检查，结果为右上肺空洞样病变伴周围棉絮状结节影，左上肺小结节灶，很有可能是得了结核。随后，小罗被该院感染科收治入院，当时体温高达 39 度多，毒血症症状明显。6 月 3 日下午，小罗的痰分子生物学检测和痰涂片检查结果出来了，都呈阴性，结核菌素皮肤试验结果呈强阳性反应(15mm × 16mm，有水疱)。当日晚上，卫生行政部门成立了由儿科、神经内科、呼吸内科、感染科、放射科、疾控人员组成的专家组。专家讨论了小罗的病情，建议对其开展腰椎穿刺检查，检查颅内压、脑脊液，并完善相关检查。随后，医生对小罗进行了腰椎穿刺检查，结果提示她有颅内感染。6 月 4 日下午，某医院邀请上级医院结核科专家对小罗进行会诊，专家认为"肺结核、结核性脑膜炎"的可能性比较大，建议对小罗进行诊断性抗结核治疗，并进一步动态观察病情及脑脊液指标变化。

6 月 6 日上午，某医院专家讨论后建议小罗转至杭州的上级医院进一步诊治。当天下午，小罗在家长及学校老师陪同下转院，转入的医院以头痛原因待查(结核性脑膜炎、病毒性脑膜炎)、继发性肺结核(右上，痰未检，初治)将小罗收治入院。入院后小罗又做了一系列检查，胸部 CT 检查结果为"右上肺及左下肺可见斑片、点条状密度影，边界欠清，右上病灶内可见空洞，肺纹理增多增粗，两肺门无特殊，纵隔内未见明显肿大淋巴结影。"头颅平扫加增强 CT 结果提示"左侧岛叶及基底节区少许异常信号，伴局部脑膜增厚强化，结核性脑膜脑炎可能，请结合临床。左侧岩尖部少许感染考虑，请结合临床。"痰涂片检查未找到抗酸杆菌。

结合小罗的临床表现及各项检查结果，医生诊断小罗为结核性脑膜炎、肺结核。医生给予小罗抗结核、抗感染、降颅压治疗后，小罗病情逐渐趋于稳定。经过一个多月的治疗，2019 年 7 月 19 日，小罗终于可以出院了。医生叮嘱小罗，结核性脑膜炎治疗时间比较长，一定要按照医嘱继续规则治疗，定期复查，争取早日返校。

健康提示

1. 卡介苗(BCG)是什么

卡介苗是法国医学家卡麦特和他的助手兽医学家介兰发明的一种减

毒的,但又能使人体对其产生免疫力的活牛型结核分枝杆菌,一种用来预防儿童结核病的接种疫苗,接种后可使人体产生对结核病的特殊抵抗力。我国将卡介苗纳入国家免疫规划。接种卡介苗在预防结核病,特别是可能危及儿童生命的严重类型结核病,如结核性脑膜炎、粟粒性结核等方面具有相当明显的作用。

2. 卡介苗接种对象有哪些

卡介苗是我国计划免疫接种的疫苗之一,一般无接种禁忌证的新生儿出生后3天内均常规接种卡介苗,如果出生时未能接种,最好在12月龄内完成接种。3月龄以下婴儿可直接补种,3月龄以上PPD试验阴性才能补种。接种方法是左上臂三角肌上端皮内注射。卡介苗接种作为预防结核病主要手段,其主要作用在于保护儿童免于患严重播散性结核病,而对肺结核仅有一定的保护效果。目前无证据表明二次卡介苗接种能加强疫苗保护作用,故不推荐再次接种。对HIV感染儿童或免疫缺陷家族史儿童,由于接种可能会导致疾病加重或者引发致死的BCG播散,不推荐进行卡介苗接种。

3. 小罗为何会得结核性脑膜炎

在我国,西部省份的肺结核疫情相对东部省份高。小罗所在的学校西藏民族中学学生基本来自西藏地区,西藏和沿海地区在气候、饮食、生活方式等都有很大差异,而且学生是肺结核的高发人群,有些学生可能带病来求学。西藏学生外出求学,长年居住在学校,1~2年才能回家一次,由于家长长期不在身边,学生的社会生活适应及营养状况相对较差。现场调查发现西藏学生的卡介苗接种率低,无卡介苗瘢痕的学生高达40%,一旦自身感染结核,很容易发生结核性脑膜炎或粟粒性肺结核等重症结核。

4. 高疫情地区来源的学生如何预防结核

一是建议新生入学时进行胸部影像学检查和结核菌素皮肤试验,及时发现结核病患者和潜在感染严重的患者,对潜伏感染严重者在知情同意的基础上进行预防性服药。二是每学期对老生开展一次结核病胸部影像学筛查，一年2次，对可疑者进行进一步会诊。三是重点关注未接种卡介苗（手臂无卡介苗瘢痕）的学生，加强症状监测。四是加强对异地就学学生在学习、生活上给予关心支持，加强营养，积极鼓励运动锻炼。

没接种卡介苗，少女与死神殊死搏斗

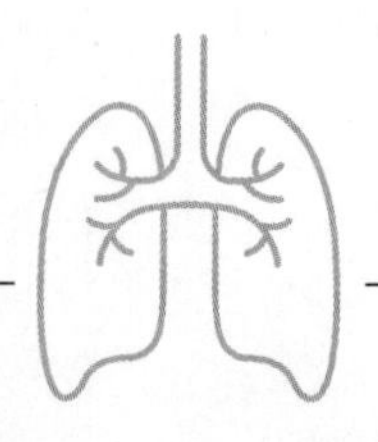

胡洁　嘉兴市疾病预防控制中心艾滋病性病结核病预防控制科

小孔(化名)今年12岁,这如花般的年纪,本该在校园里快乐地学习和生活,跟同学一起欢笑奔跑,享受属于她的美好生活。可有一天她从昏睡中醒来,一切发生了天翻地覆的变化,她睁开眼睛看到的只有白茫茫的一片,白色的床单,白色的墙壁,还有穿着白大褂的医护人员,她没意识到,此时躺在病床上的自己,正在和死神进行殊死搏斗。

时间退回到2005年12月17日,云南省昭通市一家乡镇医院内传来一阵响亮的啼哭声,一个小生命呱呱坠地,小孔出生了。这个小生命的诞生给全家带来了无尽的喜悦,他们小心翼翼地呵护她长大,为了给她更好地生活,小孔举家搬迁,来到南方经济发达的县城生活。原本以为美好的生活会一直这样延续下去,谁知命运却和小孔一家开了个天大的玩笑。

今年新学期伊始,小孔像往常一样,开始新一学期的学习生活。但开学还没满一周,小孔就觉得乏力、食欲不佳。全家都以为小孔是因为升入六年级,学习节奏加快,学业紧张压力大,小孔还没适应,因此不以为然。一天午后,小孔突然感觉无力,伴随胸闷、气急,而后出现恶心、呕吐,整个人昏昏沉沉,神志不清,像断了线的木偶一样毫无生气地躺在床上。心急如焚的家人立马送她去医院就诊,原以为来到医院就能缓解病情,谁知县城的医院却给出了一张沉重的病危通知书:颅内感染、急性呼吸衰竭。县城医院的医生建议他们立即转至上级医院进行救治,当夜 120 急救车将小孔送往上级医院。

到达上级医院已是晚上 22 点了,小孔无助地躺在病床上,她微微地睁开眼,此时她已经出现意识模糊、双侧瞳孔不等大、颈项强直、四肢肌力查体不能配合、肌张力高等症状,县级医院的头颅 CT 提示脑积水加重致脑疝形成。急诊医生立马对症处理,医生仍考虑颅内感染,但是具体是什么感染,还得进一步明确,"小朋友近期得过什么病吗,家里人或者周围同学有没有发生类似疾病?"这么一问,小孔父母突然想起来,就在两天前,学校老师告知所有家长,小孔班级发现一例肺结核学生,全班师生都要进行结核病筛查。"那小孔出生时,注射过卡介苗吗?"小孔父母面面相觑,怯怯地说:"我们那时候在云南小镇上,只有乡卫生室,也没去大医院,我们也不懂,不知道有没有打针,请问医生卡介苗是什么?"此时,急诊医生高度怀疑小孔是得了结核性脑膜炎,但还需进一步明确诊断。

小孔的症状进一步明显,病情加剧,出现了自主呼吸微弱,口唇发绀,被转至 ICU 加强监护治疗并予以急诊行脑室外引流术,急诊送手术室局麻下行右侧脑室外引流术,予甘露醇脱水降颅压等治疗。小孔的胸部 CT 显示,两肺都有肺结核可能。脑脊液采用分子生物学检测显示结核分枝杆菌分子生物学阳性,结核性脑膜炎的诊断明确了。

经过数天的治疗及观察,小孔的体温终于慢慢回落,呼吸平稳,顺利脱机拔管。意识转清的小孔仍然需要高流量通气才能维持氧合,虽然精神萎靡,但总算脱离危险,这场与病魔赛跑的比赛中,小孔和所有医务人员共同努力,取得了最终胜利。

令人欣喜的是,抗结核治疗效果显著,小孔恢复很快。在规范治疗近两个月后，小孔病情稳定，终于可以出院回家了。只要坚持按医嘱服药，定期随访，结核病就可以被治愈。为了更好地恢复，也为了不把疾病传染给其他同学，小孔办理了休学手续，在家休息养病。疾病不会打倒小孔一家人，只要有战胜病魔的决心，新生活的曙光就在前方。

健康提示

1. 结核性脑膜炎是种什么病

结核性脑膜炎是由结核分枝杆菌引起的脑膜和脊膜的非化脓性炎症性疾病。在肺外结核中大约有 5%~15% 的患者累及神经系统，其中又以结核性脑膜炎最为常见，约占神经系统结核的 70% 左右。

结核性脑膜炎多起病隐匿，病程可为慢性，也可急性或亚急性起病，可缺乏结核接触史。症状往往轻重不一，一般表现为：低热、盗汗、食欲减退、全身倦怠无力、精神萎靡不振、头疼等，容易被忽视。

结核性脑膜炎是最严重的结核病类型，有较高的病死率及致残率，但如果早期发现、及时治疗，大部分都能治愈；如发现较晚，治疗不系统，可能引起瘫痪、癫痫、智力低下、语言及运动障碍等后遗症，甚至死亡。

2. 如何知道自己已接种过卡介苗

接种卡介苗后 3 周左右，接种部位会出现红肿，中间逐渐软化，形成白色小脓疱。脓疱破溃后，脓汁排出，经过 1~2 周才结痂，愈合后可留有圆形瘢痕。上述过程一般要持续 2 个月左右。接种卡介苗后还有可能引起接种部位附近的淋巴结肿大（多为腋下淋巴结肿大），这是正常反应，随着接种部位的愈合，肿大淋巴结也会自行消退，可以用热敷的方法促其消退。观察接种部位的瘢痕是判断有无接种卡介苗的直接证据。

3. 结核性脑膜炎一般有哪些症状

结核性脑膜炎主要有结核中毒症状：低热、盗汗、食欲减退、全身乏力、精神萎靡等。颅内高压症状：头痛、头晕、喷射样呕吐。神志改变症状：如意识淡漠、抽搐、性格改变、甚至昏迷等。神经损害表现：视力减退、复视等表现。严重者可出现脑疝、呼吸困难甚至心脏骤停。对于结核性脑膜炎高发人群如婴幼儿（尤其是未接种卡介苗的）、老年人、HIV 感染者、免疫抑制剂使用者、慢性疾病患者、血糖控制不理想的糖尿病患者，还有活动性结核的患者，以及居住环境差者，尘肺（肺尘埃沉着病）患者和与传染性肺结核患者密切接触者，如果有上述症状应立刻就诊。

优等生被它盯上，痛失高考机会

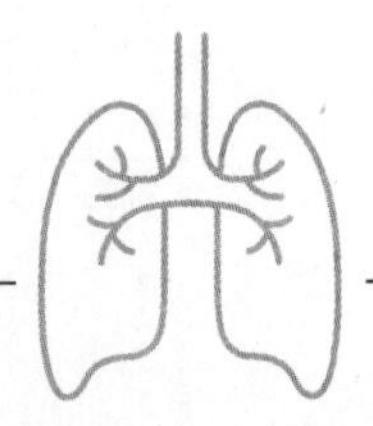

张健　长兴县疾病预防控制中心艾结科

“咳咳咳……”，一名瘦弱的女孩趴在窗边传来阵阵的咳嗽声，眼神不时盯着窗外的树木，像是在思考些什么。此时她的母亲手里捧着一粒粒的药缓缓走来：“快把今天的药吃了，医生说了这药需要坚持吃半年以上，你的病才能好。”

她叫林雪(化名)，18岁，出生在浙江某县城一户普通人家，虽然家庭条件不是很好，但她积极乐观，是个浑身充满朝气的女孩子。在学校的成绩也很好，深受老师和同学们的喜爱。原本，她立志通过自己的努力，在高考中取得好成绩并考上自己理想的大学，实现自己的人生理想，然而突如其来的变故却使她猝不及防……

父亲不幸得结核

几个月前，林雪的父亲因持续咳嗽、咳痰而烦恼，刚开始他并没有在意，认为是小感冒，再加上工作又比较忙，就打算坚持一阵再找医生看。然而，随后几天情况越来越严重，他咳出的痰液里甚至夹杂着血丝，在明晃晃的阳光下显得那么刺眼。林雪慌了，她在学校里听到过医生宣教关于结核病的知识讲座，如果咳嗽、咳痰超过两周，甚至痰中带血应该高度怀疑肺结核。于是，她让父亲到县结核病定点医院接受住院检查治疗。

经过一系列检查，医生最终确定了林雪的父亲患的是肺结核，痰菌检查阳性，需要住院一段时间等到传染性降低后，再进行半年以上的居家口服药物治疗，并定期复查痰液。因考虑到肺结核的传染性，医生又叮嘱林雪及其母亲需要来医院进行结核病的相关检查，以便早期发现是否感染，所幸的是，通过检查暂时没有发现异常情况。

冲刺高考，林雪也中招了

经过两个多月的治疗，林雪的父亲病情明显好转，全家露出了久违的笑容。林雪也回到学校准备高考冲刺复习，为了实现自己的大学梦，她开始拼命熬夜刷题，也没注重平常的膳食营养和体育锻炼。但是，此时结核病“悄然而至”，林雪浑然不知。一次高考前体检，医生告诉她胸部X片提示有可能得了肺结核，需要进一步的检查治疗。林雪听到后犹如晴天霹雳，要是没有旁边同学的搀扶，甚至要摔倒在地上。她回忆起前段时间自己的父亲才得了肺结核，莫不是他传染给自己的，但是，当时已经按照医生的叮嘱，做好相关的检查、个人防护及家庭消毒，甚至还尽量避免有过多的接触了啊？一想到这里，林雪的眼泪开始止不住地往下流，随后她来到医院结核门诊接受相关检查。医生通过询问了解到林雪的情况，并告诉她可能当时已经成为潜伏性结核感染者，加之升学的压力，而导致发病。虽然，目前痰检是阴性，但是通过胸片可以明显地看出肺部病灶范围广泛伴有空洞，具有一定的传染性，按照要求需要进行休学治疗。

听到休学，林雪再也按捺不住了，她竭尽全力地喊道：“那我高考怎么办，我还想上大学呢！”医生告诉林雪，目前你的情况需要多加休息，治疗一段时间后传染性会大大降低。至于高考，你可以咨询一下教育部门能否为你特别安排，但目前必须安心在家中接受药物治疗。紧张的高考复习阶段不利于治疗，而且现在部分高校对活动性肺结核患者有不予录取的权利。林雪听到后心情久久不能平复，想到如果不能考上自己理想的大学也没有意义，在和家人、老师商量后决定放弃了今年高考，准备明年全身心的投入。

配合治疗，继续前行

医生听后表示理解，根据她的病情制订了治疗方案，嘱咐家人一定要督促按时服药，并且定期进行复查。经过半年的规律治疗，林雪完全康复，通过在家复习，她的学业并没有落下。完成疗程后，医院医生出具复学证明，林雪又回到了学校，朝着心中的目标继续前行。

健康提示

1. 肺结核患者密切接触者如何预防感染

众所周知，结核病是由呼吸道传播的传染性疾病。在自然界环境中存在着各种细菌，包括结核分枝杆菌。当人体吸入结核分枝杆菌后，如机体免疫力高，则通过自身抵抗力把细菌杀死，即可免于得病；但若机体免疫力低，结核分枝杆菌可在体内定殖、生长、繁殖，进而导致结核病的发生。肺结核患者密切接触者需要做相关的筛查，同时要注意居室的消毒、良好的卫生习惯及自身抵抗力的加强。潜伏性结核感染者在其一生中发展为活动性结核病的风险为5%~15%，学生由于学业的负担，导致免疫力下降，发病的风险会更大。

因此，学生应当保证充足睡眠，保持合理膳食，加强体育锻炼，养成良好的生活习惯。学校和家长要重视学校结核病防治，督促提醒学生在课室、宿舍勤开窗通风，学生出现咳嗽、咳痰2周以上或有咯血、血丝痰等肺结核可疑症状要及时到专业机构就医治疗。

2. 患结核病学生的休学条件

按照《学校结核病防控工作规范（2017版）》要求，凡在校学生出现下列情况，需要进行休学：

（1）菌阳肺结核患者（包括涂片阳性和/或培养阳性患者）；

（2）胸部X线片显示肺部病灶范围广泛和/或伴有空洞的菌阴肺结核患者；

（3）具有明显的肺结核症状；

（4）结核病定点医疗机构建议休学的其他情况，这一点具体由临床医生根据病情来决定。

3. 患结核病学生的复学条件

患者经过规范治疗，病情好转，根据下列条件结核病定点医疗机构的医生可开具复学诊断证明，建议复学，并注明后续治疗管理措施和要求。学校凭复学诊断证明为学生办理复学手续并督促学生落实后续治疗管理措施。

（1）菌阳肺结核患者以及重症菌阴肺结核患者（包括有空洞/大片干酪状坏死病灶/粟粒性肺结核等）经过规范治疗完成全疗程治疗，初治、复治、耐多药患者分别达到其治愈或治疗成功的标准。

（2）菌阴肺结核患者经过2个月的规范治疗后，症状减轻或消失，胸部X线片病灶明显吸收，后续2次痰涂片检查均阴性，并且至少一次痰培养检查为阴性（每次痰涂片检查的间隔时间至少满1个月）。

小小针刺伤让外科医生失去了宝贵的两年

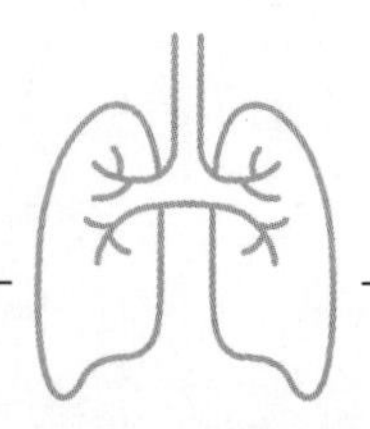

杨美芳　浙江大学医学院附属第一医院感染科

周明(化名)今年32岁,出生于医学世家的他,是浙东某县城的胸外科医生。年轻有为的周明很受科室和医院器重,正是要展开手脚大干一场的时候,却因为一个小小的针刺伤,耽误了宝贵的两年。

那是一个常规夜班,周明半夜接到呼吸科的急会诊电话,一个新收的患者被怀疑患有液气胸,寻求紧急支援。周明放下值班电话,二话不说,从电脑里调出患者的肺部CT片。图像显示,患者的一侧肺破了,胸腔里积满了胸前积液和气体,导致那一侧肺无法正常复张,患者也就没法正常呼吸。情况非常危急,把积在胸腔里的液体和气体引到体外、让患者的肺复张是当务之急。

周明赶到呼吸科病房时,B超医生正在对患者进行胸腔探查。患者端坐在病床上,呼吸非常困难,消瘦的脸上一双眼睛显得很大,眼神中透出强烈的求生欲。B超室的同事一边在患者背部用记号笔做记号,一边对周明说:“患者胸腔有8cm深的积液。”

周明和呼吸科值班医生简明交谈后,一致同意对患者实施紧急胸腔穿刺术。获得了患者和家属的知情同意后，胸腔穿刺术有条不紊地展开。这对一个胸外科医生而言，实在算是小菜一碟，周明从实习开始就不断练习、观摩、实践操作，基本功扎实，每一个步骤都了然于心。周明准备胸穿包和引流装置，让患者保持刚才 B 超的体位，消毒、铺巾、局部浸润麻醉，穿刺针进入胸腔后，淡血性的胸前积液马上就流出来了。周明用透明的敷贴引流管固定在背部，呼吸科医生给引流管接上了引流袋，胸腔积液通过引流管源源不断地流入了引流袋。500ml 淡红色的液体引流出来之后，患者的呼吸困难得到了缓解。

手术顺利结束，周明开始收拾东西，铺巾、消毒纱布、穿刺针、麻醉药物的玻璃安瓿、针管，都需要一一归位。突然，周明感到右手大拇指传来了尖锐的疼痛，原来是进行局部浸润麻醉的针头不小心扎到了右手大拇指曲侧掌指关节的地方。"哎呀，不好！"周明第一时间在水龙头下对受伤部位进行了处理，一边挤出受伤部位的血液，一边用碘伏进行冲洗。呼吸科的同事告诉周明，这位患者可能患有肺结核和结核性胸膜炎，具体还要进一步检查。好消息是，常见的通过针刺伤传染的疾病乙型肝炎、丙型肝炎、梅毒以及艾滋病的检测结果都是阴性的。既然已经对伤口进行了规范的处理，大家也就安慰了周明，没有再进一步处理。第二天，伤口就基本看不出来了，忙碌的临床工作日复一日，周明渐渐也就忘了这回事。

没想到，40 多天过去了，周明手上受伤的部位却开始出现隐痛，局部也出现了小小的包块，一种不祥的预感浮上了他的心头。小小的包块逐步增大，里面出现了液体。在距离针刺伤 50 多天的时候同事对周明手指局部的脓液进行了穿刺，把抽出来的脓液进行结核分枝杆菌涂片、结核分枝杆菌培养。涂片结果第一时间回报：抗酸染色阳性！这意味着周明手指局部感染了结核分枝杆菌！可是这结核分枝杆菌又是从何而来的呢？这时候，周明想到了 50 多天前的那个夜晚，自己给患者做胸腔穿刺时受伤的情景。当时一起实施抢救的呼吸科医生告诉周明，那个抢救的患者已经死亡，当时给患者的胸腔积液做的检查也是抗酸杆菌阳性，而且胸腔积液培养的结果也是结核分枝杆菌，由于患者已经死亡，因此就没有进一步做药物敏感试验。

这下，情况基本明确了，周明手指上的脓肿就是被患者胸腔积液污染的针头刺破了手指所致的。小小的一个针头，却把患者胸腔积液中的结核分枝杆菌像种子一样接种到了周明的手指，经过四五周的缓慢生长，结核分枝杆菌开始吞噬周边的血肉，逐步出现了脓液。

这对一名外科医生而言，简直是晴天霹雳。好在周明是一个开朗的小伙，既然感染了结核，那就抓紧治疗。周明接受了正规的四联抗结核药物治疗。他的手指穿刺后的伤口一直不能愈合，周明知道，这也是结核分枝杆菌的特性，他有耐心等待。但是，很快周明就感觉到右侧腋窝淋巴结开始肿大、疼痛，呼吸的时候有胸痛。肺部 CT 显示他右侧腋窝淋巴结明显肿大，右侧胸腔也出现胸腔积液。同事们和周明都知道现在事情没有那么简单了，大家开始等待结核分枝杆菌培养结果。

终于，周明手指脓液的培养结果出来了，结核分枝杆菌生长，并且对常用的抗结核药物利福平、异烟肼耐药！这意味着周明感染的是耐多药结核分枝杆菌，一开始给他用的常规四联抗结核药物治疗是无效的。

专科医生根据他的病情，给他制订了 2 年的治疗耐多药结核病的方案。好在周明自己也是医务人员，非常配合医生治疗，在漫长的 2 年对抗耐多药结核的征程中，也曾出现一些药物副作用，但是周明始终配合医生进行调整、坚持治疗。经过 2 年的漫长治疗后，周明终于战胜了疾病，重新回到了工作岗位上。

健康提示

1. 医务人员为什么是结核感染的高风险人群

因为绝大部分结核病患者首次就诊在综合性医疗机构。在医院感染控制措施不完善、医务人员对结核病的警觉性不够、个人防护意识差等情况下，医务人员处于结核感染的高风险环境。有研究表明，综合性医疗机构医务人员结核潜伏感染率达 34.2%，结核病定点医院医务人员结核潜伏感染率达 62.6%。医务人员结核感染和发病均比普通人群高 2 倍以上，是高风险人群，而且结核病专科医院和结核病防治专业人员感染和发病高于综合医院。

2. 结核病有哪些特殊的传播途径

结核病的主要传播途径是通过空气经由呼吸道进行传播，因此超过 80% 的结核病以肺部为主要侵犯部位。但是除了通过吸入含有结核分枝杆菌的空气微粒这种传播途径以外，还存在一些特殊的传播途径。

（1）消化道途径：人体回盲部具有丰富的淋巴组织，而结核分枝杆菌很容易侵犯淋巴组织，因此在一定条件下，如果结核分枝杆菌和肠道黏膜得以接触，人就有可能通过消化道途径感染结核。如一些本身患有肺结核的患者，由于吞咽了自身含有结核分枝杆菌的痰液，进而细菌侵犯肠道可引起肠结核 / 结核性腹膜炎。另外，如果经常与开放性肺结核患者一同进餐，并且缺乏必要的消毒隔离措施，极少数情况下也能导致吞入病菌从而致病。少数情况下饮用未经消毒的含有结核分枝杆菌的牛奶或奶制品也可引起肠结核。

（2）皮肤直接接种：如果一枚针头受到了结核分枝杆菌污染，人们不小心被这枚受污染的针头刺伤或割伤皮肤，尖利的针头就能把结核分枝杆菌像种子一样种进人的皮肤和软组织里。例如，2011 年就曾有私人中医诊所使用污染的针头进行针灸导致局部皮肤感染的新闻案例。另外，从事结核病研究的实验室人员以及本案例中涉及的医生，也是被污染的针头刺伤而导致了耐多药结核感染。因此，医院感染科及医疗美容行业需要高度重视直接由皮肤伤口接触感染结核分枝杆菌的问题；而作为老百姓，千万不要去无法提供规范消毒设施的美容场所和诊所接受注射。

3. 如何预防医务人员感染结核分枝杆菌

结核病是由结核分枝杆菌引起的呼吸道传染病，控制传播和预防感染较为困难。各级医疗机构要按照《中国结核病感染预防控制手册》和“中国结核感染控制标准操作流程”,开展对医务人员结核分枝杆菌感染控制知识的宣教;定期对医务人员进行结核分枝杆菌感染筛查和监测;规范结核病门诊、病房和实验室的合理布局,改善通风条件,辅以紫外线照射或化学消毒,以降低环境中含结核分枝杆菌飞沫的浓度;强化医务人员自身防护意识,在工作场所除医务人员自己佩戴口罩外,要对病患和家属进行宣教,提高病患和家属的口罩佩戴率,特别是患者必须戴口罩,以减少飞沫的传播等,均可有效预防医疗人员结核分枝杆菌感染。

发生在棋牌室的“血案”

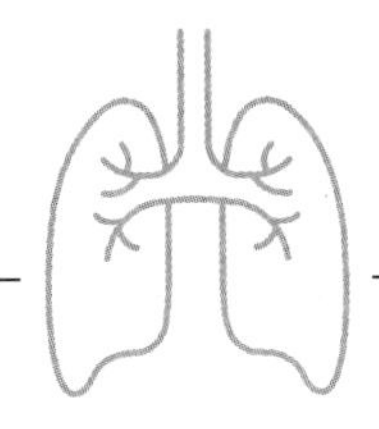

王勇　常山县人民医院感染科

打麻将本来是一项娱乐活动，然而一个冬天的傍晚，浙西某村的棋牌室里竟发生了一起“血案”，还差点出人命，究竟是怎么回事呢？

家住浙西某村的张大爷，去年5月老伴去世后就独居家中，闲来无事喜欢上了打麻将。他觉得在棋牌室既能消磨时间，又能和同村熟人聊天，缓解老伴去世后的寂寞，冬天、夏天还能享受空调。

这一天，天阴沉着，张大爷的心却比天气更阴冷，还有两天就要过年了，别人家都热热闹闹的，唯独自己家里冷冷清清，儿子在长沙工作，已经几年没回家过年了。想到这儿，张大爷心情低落，于是决定去棋牌室打会儿麻将，换换心情。外面天气冷，棋牌室门窗紧闭，空调暖气开得很大。屋里人很多，几个老烟枪正吞云吐雾，一打开门，一股独有的味道和着喧闹扑面而来，让老张感觉很亲切。这间棋牌室不大，40m^2不到，摆放着4张桌子，但屋内杂乱摆放着30张椅子，显示棋牌室的最大容量至少30人。棋牌室专为村民服务，生意挺不错，老人们爱来这里聊天聚会，一个人1块钱，就可以在这里搓一整天麻将，不想回去吃饭还可以帮忙代买外卖、快餐。

刚开始张大爷精神不错，他坐在进门左手边靠墙的位置，几轮下来，有输有赢，大家玩得很是高兴。其间，张大爷时不时地咳嗽，一起打麻将的孙大爷在一旁劝说张大爷到医院去检查一下，毕竟张大爷咳嗽已有 1 个多月了，自己买了些感冒药、消炎止咳药吃，都没有好转。张大爷却不当一回事，掏出烟，分给大家一人一支："没事，没事，前几天受凉感冒而已，我身体好着呢。"一旁的李大爷提醒："老张，我看你最近好像瘦了点，现在老伴不在了，自己身体更要保重，还是抓紧去医院检查一下吧。"张大爷不以为然，笑着答道，"你们还说我，你们两个最近不都在咳嗽吗，没有听说今年流感厉害吗，不会有大事的。"就这样大家边打边聊，4 个小时很快过去了。

突然，张大爷剧烈咳嗽了起来，大量鲜血随之从张大爷的嘴和鼻子里涌了出来，喷了麻将桌一桌，地上一大片。张大爷脸色煞白，呼吸困难，还在不住地咳嗽，每一次咳嗽都有更多的鲜血涌了出来。这可吓坏了在场的人，大家手忙脚乱，忙着拨打"120"急救电话，找村医帮忙，想办法联系张大爷的儿子。好在时间不长，救护车就把张大爷送到医院。经过抢救，张大爷血止住了，没有了生命危险。

可是为什么张大爷会突然出现大量的咯血呢？经过医生仔细地问诊、检查，病因最终查明了，原来张大爷是得了肺结核，痰检查阳性，传染性还很强。

村里好多棋牌室的常客听说后，或在村医的通知下，都到结核病定点医院进行筛查，结果又有两人确诊了肺结核。好在大家去医院筛查的及时，两人的病情还不算严重，也没有其他的人被传染。

经过半个月的治疗，张大爷出院了，又经过半年左右的规律治疗，张大爷的结核才彻底治愈，恢复了正常的生活。张大爷逢人就说，咳嗽、咳痰超过 14 天要考虑肺结核的可能，万一得了肺结核还会传染给其他人，尤其是在棋牌室这样人员密集又通风不好的地方，所以一定要重视，咳嗽、咳痰老是不好就一定要去医院检查。

健康提示

1. 为何公共场所容易导致结核病传播

肺结核是一种经呼吸道传播的慢性传染病，主要通过咳嗽、打喷嚏等空气飞沫传播。如果是室外干燥环境中，结核分枝杆菌经阳光中的紫外线照射数小时就会被杀死；但如果在室内，黏附在尘埃上能保持8~10天的传染性，在干燥的痰内甚至可以存活数月。

棋牌室、KTV、网吧、商场、超市等公共场所常常人员众多、空间密闭、通风不良。肺结核是一种乙类传染病，没有法律依据对患者实施强制隔离，大部分患者能够遵照医嘱居家隔离，但如果个别排菌期患者不采取防护措施出入公共场所，很容易导致结核分枝杆菌的传播。

2. 老年人作为肺结核的易感人群如何预防肺结核

相对于年轻人，老年人的免疫系统退化，因此免疫功能较低，导致包括结核病在内的各种感染性疾病的发病概率增高，如果有肺部基础疾病如慢性支气管炎、哮喘和慢性阻塞性肺病等原因更易患结核病。

老年人要注意生活规律，平时尽量避免去棋牌室等空气不流通的密闭场所，尤其是本身患有糖尿病、肺部基础疾病、免疫系统相关疾病的老年人，平时要注意增强身体抵抗力，预防感染结核病。去棋牌室娱乐要注意劳逸结合，遵守下列健康准则，避免感染肺结核。

(1) 避免过度疲劳：长时间待在麻将桌上容易导致过度疲劳，造成身体抵抗力下降。最好每玩上一两圈，就有意识地站起来活动，喝喝水，上上厕所，转移一下注意力，到户外活动，呼吸新鲜空气。

(2) 保持室内通风：因为棋牌室人员多，夏天、冬天为了保证空调效果，常常门窗紧闭，造成室内空气不流通，容易引起呼吸系统感染。另外棋牌室等场所抽烟的人多，室内常是烟雾缭绕，加上有些人卫生习惯差，随地吐痰，甚至直接用手擦鼻涕，容易造成病菌的传播。所以需要经常开窗通风，保持室内空气新鲜。

3. 老年人什么情况下要去医院检查是否有结核病

肺结核是一种慢性病，症状大多由轻渐重，由不明显到明显，逐步发展。近一半早期患者症状较轻微，常不引起注意，有的常被误认为是“感冒”或“气管炎”。老年人如果出现持续性的咳嗽、咳痰两周以上，合并有低热、痰中带血和消瘦、乏力等症状，需要去医院进行结核病的检查。患者如果以前有慢性呼吸道疾病，出现原有的症状持续加重，经常规的抗感染、止咳化痰等治疗不能获得缓解，尤其是出现午后低热、双颊潮红、夜间盗汗及不明原因的持续消瘦，也需要警惕结核病的可能，需要去结核病定点医院进行检查。及时就医还有助于早期发现、及早规范治疗，既可使患者早日恢复健康，又可避免传染他人。

孕期结核治疗太晚，痛失腹中双胞胎

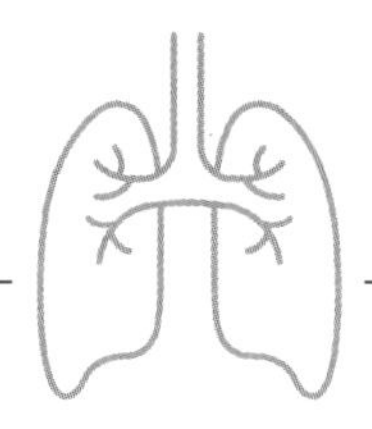

包琼凌　浙江大学医学院附属第一医院感染科

2018 年 12 月 7 日对于小莉来说是幸运的日子，结婚 5 年迟迟没有怀孕的她通过试管婴儿成功受孕，怀了对双胞胎。全家人怀着对新生活的憧憬无比期待这两个小生命的到来。但是，病魔却无情地降临了。

命悬一线，被迫流产

定期的产检显示孕妇和胎儿都很健康。2019 年 5 月，此时小莉怀孕已满 6 个月，感觉到明显的乏力、食欲减退，以为是孕期反应的她并未在意。一天突然出现午后发热，体温 39.9℃，伴随着胸闷、气急、咳嗽、乏力，同时出现阴道流血，心急如焚的家人立马送其到医院就诊。在当地医院抽血、行肺部 CT 检查，提示两肺弥漫性病变，医院考虑肺炎，积极给予抗感染及对症支持治疗。但是 5 天过去了，小莉仍然每天都有反复发热，胸闷、气促的症状越来越明显，精神也是一天不如一天。越来越危重的病情随时可能危及三条生命，家里人毅然决定转诊至上级医院。

5月20日，转至上级医院重症监护病房的小莉，高热40℃，呼吸急促(40次/分)，心跳加速(120次/分)，面罩吸氧下氧分压只有60mmHg。小莉整个人像断了线的木偶似的，毫无生气地躺在病床上，只有当目光触及高高隆起的腹部时才会稍有反应，似乎这样可以给腹中胎儿传送活下去的勇气。父母、爱人、兄妹只能焦急地等待在重症监护病房门口，接到的是一张沉重的病危通知书：重症肺炎、急性呼吸衰竭、先兆流产。

第二天，小莉出现阵发性不规律的下腹痛，间隔7~8分钟，持续10秒，阴道仍然有持续的点滴样出血。产科医生会诊后带来了坏消息：难免流产，即流产不可避免。胎儿B超提示两个胎儿均存活，但不管是阴道分娩或剖宫产终止妊娠，出生后存活率极低。抱着仅存的希望，小莉家人选择阴道分娩，与命运做最后的搏斗。但残酷的现实剥夺了他们这卑微的希望，给予缩宫素引产后，小莉宫缩次数增加，腹痛加剧，同时氧饱和度急剧下降，高流量通气下氧合仅维持在90%左右，最低达到84%。在这种命悬一线的情况下，只能选择急诊行剖宫产术终止妊娠。

罪魁祸首是结核

一个多小时的煎熬，手术终于顺利完成，术中发现子宫后壁多发的干酪样结节，同时取出一对死胎。子宫结节的术中病理冰冻回报：肉芽肿性炎伴坏死。结合小莉的临床表现、肺部CT和血液免疫学检测阳性的结果，大家的脑海中不约而同出现那个熟悉而又可怕的疾病：结核?！虽然在刚入院的时候，医生就已经怀疑这个“嫌疑犯”，但多次送检结核分枝杆菌涂片结果均为阴性。于是决定再次送检结核分枝杆菌涂片、结核分枝杆菌核酸检测，尽快明确诊断。标本送检的当天下午，核酸检测的结果就出来了：阳性。因为开放性肺结核是有传染性的，需要转入结核病房进一步治疗。

5 月 23 日，转入结核病房第一天，术后小莉接着呼吸机通气，镇静药作用下神志模糊，颈部一根深静脉置管，腹部一根引流管，还有胃管、导尿管、动脉测压管，终于可以陪伴在旁的丈夫看得心痛不已。过山车一样的体温急速变化，反复波动的血压，急促的呼吸，偏快的心率，都提示结核分枝杆菌引起的全身感染极重。虽然肺结核、盆腔结核诊断已经明确，抗结核治疗正在进行，但这场与病魔赛跑的比赛能否胜利仍是未知数。

经过数天的治疗及观察，小莉的体温终于慢慢回落，呼吸平稳，顺利脱机拔管。意识转清的小莉仍然需要高流量通气才能维持氧合，虽然精神疲软，但可以通过简单的语言沟通向医生护士表达自己目前的不适症状：全身无力、咳嗽有痰、胸闷明显，偶有阵发性下腹疼痛。

让人欣喜的是，半个月的抗结核治疗效果显著，小莉的病情一直往好的方向进展，恢复情况可喜。导尿管、胃管、腹部引流管已经拔掉，高流量吸氧可以改成鼻导管，升压药已经撤掉，激素逐渐减量，复查的肺部 CT 也显示炎症慢慢在吸收好转。情绪明显好转的小莉是个开朗乐观的姑娘，坚强的她默默地耐受着结核药物带来的副作用：恶性、呕吐、食欲减退。只有在提及无缘见面的两个孩子时会有难免的失落。一年多以来的反复尝试，承受着身体以及心理上的不断煎熬，还有倾尽全家财力才得来的两个宝贝，却以这种方式痛失，的确是个很大的打击。

值得欣慰的是，小莉在一个月的治疗后病情稳定可以出院回家了。只要坚持按医嘱服药，定期随访，结核病是可以治愈的。相信生活的重击不能打败小莉一家人，只要有战胜病魔的决心，新生活的曙光一直向我们招手。

健康提示

1. 什么是妊娠期合并结核病

妊娠合并结核病是指妇女在妊娠期间发生结核病或育龄妇女在结核病未愈时出现妊娠，以及产后 3 个月内确诊为结核病。

2. 孕妇小莉为什么会得结核病

结核分枝杆菌特别喜欢“欺负”抵抗力低下的患者，比如儿童、老年人、艾滋病病毒感染者、移植患者、肿瘤患者等，妊娠妇女也包括在这一类人群中。研究发现，妊娠是育龄期妇女结核病发病的独立危险因素，孕妇肺结核的发病率是普通人群的 5 倍。孕产期内分泌环境发生变化，代谢功能紊乱，机体免疫力降低；加之卵巢激素增加，肺呈充血状态；甲状腺功能亢进，代谢率增加；血液中胆固醇增高；肾上腺皮质激素分泌显著增多等原因，均有利于结核分枝杆菌在肺内生长、繁殖，从而易引起感染、播散，导致妊娠期和产褥期合并肺结核同时伴有肺外结核。

3. 结核病对妊娠有什么影响

一旦结核发病，对孕产妇及胎儿的临床及预后都将产生不良的影响。妊娠期活动性结核病可引起流产、早产、死胎、宫内感染，新生儿死亡率极高，甚至有时因临床确诊过晚，导致孕产妇病情恶化，最终难以治愈，严重者可致残，甚至死亡。根据学者统计，全球有 26% 可预防的孕期死亡是由结核直接引起的。

案例中的小莉发现、诊断结核较晚，来医院就诊时已经出现了严重的急性粟粒性肺结核、盆腔结核以及结核分枝杆菌引起的脓毒血症，住院期间病情急转直下，迅速地进展为呼吸衰竭、感染性休克，从而影响胎儿的供血供氧，导致死胎，最终不得不遗憾地终止妊娠。所以孕产妇一旦怀疑合并结核时，应该做到早期检查、及时诊断和尽早治疗，尽最大可能避免对患者造成损害。

除了疾病本身，抗结核治疗药物对妊娠也有一定的影响。一方面，对于正在接受治疗的结核病患者来说，常规治疗药物（利福平）可以增加避孕药物的代谢，引起失效，进一步造成抗结核治疗期间意外怀孕的产生，增加了妊娠合并结核的发病率。另一方面，一些常用的结核药物对胎儿有明显的致畸致残等有害作用，比如氟喹诺酮类能抑制软骨发育，造成关节软骨糜烂坏死；氨基糖苷类（链霉素、卷曲霉素、阿米卡星）可引起婴儿先天耳聋或眩晕。这两类药物在妊娠期全程均应禁用，可供选择的抗结核药物有异烟肼、乙胺丁醇、利福平、吡嗪酰胺。异烟肼、乙胺丁醇被国内外指南推荐为治疗首选药物，利福平在妊娠 3 个月内不做推荐，3 个月以后还是可以应用的。吡嗪酰胺对胎儿的毒副作用尚不明确，应谨慎使用。

4. 孕期出现疑似结核病症状该怎么办

结核的早期诊断对保障孕妇及胎儿的健康是至关重要的。孕产妇结核病最常见感染的是肺，早期症状一般为疲劳、气短、出汗、乏力、咳嗽和轻微的发热，这些症状容易和生理的孕早期反应相混淆。而且部分患者因顾忌影像学检查对胎儿的影响放弃就诊，导致妊娠合并结核的发现及诊断难度进一步增加。

目前针对孕产妇结核病诊断的常用实验室方法主要包括皮肤结核菌素实验（PPD）、结核 T 细胞斑点检测（T-SPOT.TB），同时也可以进行痰找抗酸杆菌涂片、培养或核酸检测。PPD 已经证明在孕期检测安全有效，且实验结果不受妊娠影响。而孕期的结核患者痰检阳性率降低，为避免漏诊，建议行 3 次以上痰检。PPD 阳性、有可疑结核病临床症状的患者均应进一步行 X 线或 CT 检查。为避免放射线对胎儿的伤害，原则上可以在怀孕 16 周 /28 周以后在腹部放置遮挡物后进行 X 线 /CT 检查。延迟甚至拖到产后拍片是非常错误及危险的行为。

家中孕妇如果近期有结核病患者密切接触史，出现可疑的结核病症状应尽快到当地结核病定点医院就诊。小莉正是因早期没有引起足够的重视，造成疾病进展，诊治延误，直到住院后通过全面的检查，发现 T-SPOT.TB 阳性，痰结核分枝杆菌核酸阳性，典型的粟粒样肺结核 CT 表现，子宫结节病理为肉芽肿性炎表现，最后确诊为肺结核、盆腔结核，最终痛失爱子。目前医疗技术先进，有很多对孕产妇无害安全的技术手段可供选择，讳疾忌医最终可能带来不可避免的遗憾。

5. 孕产妇如患结核病在治疗过程中须注意哪些问题

一旦怀孕，孕妇就变成全家的宝贝，接受结核治疗过程中如何保障饮食起居更是大家关心的重点。因为自身疾病及怀孕的原因，热能消耗比较大，每天摄入的热能需要超过正常人，所以结核孕妇患者平时在饮食方面需要注意多吃一些含热能的食物，最好每千克体重供给30kcal（1kcal=4.184kJ），每天总摄入量为2 000kcal左右。平时需要多吃一些含有高蛋白的食物，如鱼、牛羊肉、鸡蛋等；高维生素的食物，如蔬菜、水果等。

戒烟、戒酒对于优生优育原本就很重要。患者在治疗疾病期间，一定不能吸烟，如果不戒烟，只会加重病情。平时还要远离二手烟，因为二手烟对患者病情的影响也非常大。另外，服用抗结核药物治疗期间必须戒酒，避免影响药物疗效以及加重肝脏损害。

最重要的是，结核病在接受及时的正规治疗后是可以治愈的，因此患者及家属都需要耐心地接受治疗，定期来医院随访，遵照医嘱服药。希望每位患病的孕妇都能成功战胜病魔顺利生下健康的宝宝！

为生命站岗，点亮健康之路
——一位艾滋病患者的抗结核故事

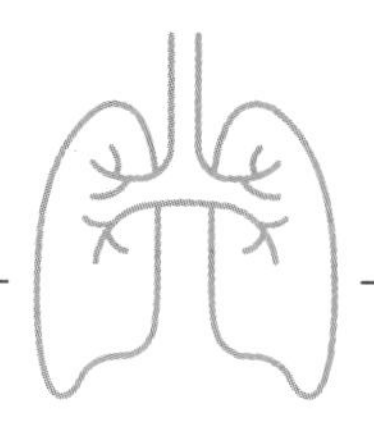

施伎蝉　温州市中心医院感染科、重症医学科

第一次见到他，是在 2016 年的一个夏天，高高的个儿，白净的皮肤，一个非常腼腆的小伙子。在门诊室，他捂着脖子，非常害羞地对我说："医生，我这里肿起来了。"我循着他手捂住的位置仔细检查，发现他的左侧颈部能摸到一个约鸭蛋大小的肿块，周围皮肤完好无损，有轻度压痛。他说："两个月前无意中摸到一个疙瘩，开始只有黄豆那么小，后来慢慢变大。每天午后感觉身体发烫，体温在 38℃左右，人也渐渐瘦了。在家门口的诊所打针输液好多次了，但还是不见好转……"说着说着他的眼泪开始在眼眶打转，声音也哽咽了。我连忙安慰了他。据临床经验和专业思维判断，我认为他患淋巴结结核的可能性比较大。当即给他做了 PPD 试验，提示强阳性；结核感染 T 细胞斑点试验，有反应。同时，请外科医生给他做了淋巴结穿刺活检，一周后病理检查结果提示左颈部淋巴结结核。于是，给他用上了结核药物，并再三叮嘱他一定要正规服药，定期复查。他频频点头，小声应和着。

第二次见到他，已是 2 个月之后了。在感染科病房内，他相比之前显得有些憔悴，也有些难为情。从主管医生那里得知，他这次是因为可疑艾滋病病毒（HIV）感染收住的，一直陪着他来看病的是他的男朋友。我问他后来为什么没来复诊，他说服药2周后开始乏力、胃口差、肚子胀，在附近卫生院验过一次血，医生说是结核药影响了肝功能。“那你就不吃了吗？”我的声音立马抬高了，语音中夹杂着一丝生气和责备。他一脸委屈地说：“之前来找过你两次，他们都说你开会去了。”由于患者之前患淋巴结结核未正规治疗，需要明确是否累及其他部位，当天我马上给他做了胸部CT，结果显示是右肺上叶及下叶结核，诊断结果为：继发性肺结核、左侧颈部淋巴结结核，于是我再次加用了结核药物。2016年8月17日，温州市疾病预防控制中心报告患者艾滋病病毒（HIV）检测阳性，确诊了艾滋病，同时检测 $CD4^{+}T$ 淋巴细胞计数只有42个/mm^3。我又开始担心了：结核分枝杆菌与艾滋病病毒双重感染者的病情进展极快、致死性极高。经过20多天的精心治疗，他病情好转准备出院了。出院前，我再次叮嘱：“两个月前，你已经错失了一次最佳的治疗机会。这次一定要按时服药，否则容易造成继发耐药。”他频频点头，笑着说：“施主任，你已经说第5遍了，重要的事情说3遍就够了。”这次他非常配合，出院后长期规则服药。直到2017年5月初，肺部病灶基本完全吸收，颈部淋巴结未触及，于是停用了结核药物。我开玩笑地说：“以后你不用来看我了”。

然而，好景不长。2017年5月17日，他因连续4天出现剧烈头痛，同时有发热，伴恶心、呕吐数次再次来院。入院时，他精神状态很差，能勉强对答，神经系统病理征是阳性的。急诊头颅CT检查提示他的右丘脑背侧有感染性病变。结合患者症状、查体及影像学表现，考虑存在中枢神经系统感染，入院当天准备马上做腰椎穿刺。折腾了半天，那边的医生打电话给我说：“主任啊，这个患者还是要你出马。局部麻醉药还没打呢，就紧张得浑身发抖，现在碰都不让我们碰了。”我立马放下手头的事情赶过去，只见他整个人像只受伤的小动物躲在被窝里。一看到我，就像找到了救命稻草似的。“我来吧！”这名艾滋病患者病毒载量高，万一在操作中不慎被误伤，被感染的风险很大。这种情况我们称为“职业暴露”。当时已怀有 9 个月身孕的我，没来得及多想，也不敢深想这种“职业暴露”的风险性。虽有免疫阻断药物，但万一被感染，有孕在身是不能服用抗病毒药物的。

第 2 天，腰穿结果出来了。结合患者既往有“肺结核、淋巴结结核”病史，且足疗程治疗，治愈停药才半个月，这次头痛原因为结核性脑膜炎的可能性较小，考虑是艾滋病并发隐球菌性脑膜炎的可能大。入院后，开始对他实行抗真菌治疗。但患者头痛愈发剧烈，体温仍反复（波动在 37.8~40℃之间），血压也开始升高，并出现嗜睡状态，行走不稳，大小便失禁。“施主任，我是不是没得救了？”这样的患者，这样绝望的眼神，我已不止一次面对。艾滋病合并机会性感染的治疗是一道医学难题，尤其是在诊断尚未明确的情况下更为棘手。还有其他办法吗？

入院第 4 天，患者出现浅昏迷状态。这时，一直陪在他身边的男朋友也有些不知所措了。我再次找他谈话：“患者现在情况很不好，随时都有生命危险，一定要把病情告诉他最亲的人。万一有什么事情，你也是做不了主的。”住院的第 5 天，他妈妈从老家赶过来了，一见到我就眼泪唰唰地流下来，哽咽着说：“我和他爸爸很早就离婚了，这孩子是我一手带大的，从小就吃不得一丁点儿苦。因为他自己怕疼，所以虽然知道你怀孕都快生了，还每次非得让你给他做腰穿，我们也十分过意不去。除了他的男朋友，他最信任的人就是你。每次跟我打电话都会聊起你，说自己碰到了一个好医生、好姐姐。他还这么年轻，你一定要帮帮我们，一定要救救他！”那一刻，我意识到肩上的责任又多了一份，这是一位患者对我的依赖，这是一位母亲对我的哀求！

2017 年 5 月 23 日，患者血液梅毒血清反应素 1∶64 阳性，梅毒抗体为阳性，脑脊液血清反应素原倍为阳性，梅毒抗体也是阳性。我们似乎找到了最后的救命稻草，难道是“神经性梅毒”惹的祸？文献显示，神经梅毒是梅毒螺旋体侵犯脑膜和 / 或脑实质引起的一种慢性中枢神经系统感染性疾病。约 4%~10% 未治疗的梅毒患者都会发展成神经梅毒。有研究表明，在艾滋病病毒感染者中，神经梅毒更多见于血清 PRP 滴度≥1∶32 及外周血 T 淋巴细胞≤350 个 /μl 的患者。当天，即给予青霉素钠治疗，静脉点滴，但患者丝毫未见好转的迹象。跟家属一样，我们也急得像热锅上的蚂蚁团团转。

在我临产的前一天，我给他做了第 5 次腰穿。脑脊液 Xpert MTB/RIF 试验结果为：结核分枝杆菌低检出，检出利福平耐药。此时，病情终于明朗了：艾滋病合并耐药（单耐利福平）结核性脑膜炎，于是立即给予患者耐药结核的治疗方案。两天后，他清醒了，醒来后第一时间拨通了我的电话。虽然电话那头的声音还有些疲惫，但已经表达清晰，让我着实松了一口气。在产后那几天，我时时关注他的病情变化。主管医生告诉我："他又生龙活虎了，还向我们打听你在哪里生孩子呢。"2017 年 7 月 10 日——产后上班的第一天，我收到了一份意外的惊喜。他和家人一起送来了一面锦旗，感谢我们的精湛技术和精心护理，让他重新站起来了。

经过长达两年的抗战，一路艰辛和坎坷，我们一起闯过。今天，我们终于可以骄傲地说："这场赛跑，我们赢了，我们终于战胜了结核！"

健康提示

1. 为什么结核病常常伴随艾滋病出现

结核病是一种古老的、主要通过呼吸道传播的传染病，而艾滋病则是一种新发的、主要通过性传播的传染病。看似风马牛不相及的两种疾病，却时常出现在同一个患者身上，这是为什么呢？因为它们有一个共同的特点：那就是都和人体的免疫力有关。

艾滋病是由艾滋病病毒（HIV）所引起的，艾滋病病毒又称为人类免疫缺陷病毒。艾滋病病毒所攻击的正是人体免疫系统，致使人体丧失抵抗能力，无法战胜威胁生命的病菌，最终导致感染者死亡。正常人群结核分枝杆菌的感染者中，大约有 10% 可能在一生中发生结核病，而艾滋病病毒抗体阳性人群发生结核病的可能性更高。

结核病是艾滋病患者最常见的机会性感染疾病和致命杀手，结核分枝杆菌与艾滋病病毒双重感染者病情进展极快、致死性极高。艾滋病病毒感染者一旦感染了结核分枝杆菌，其发展成活动性肺结核的可能性比未感染艾滋病病毒者高 30~50 倍。结核病患者再感染艾滋病病毒后，也容易激发病毒大量增殖而发病。这是因为结核分枝杆菌与艾滋病病毒都能破坏宿主淋巴细胞及巨噬细胞的免疫功能，造成人体细胞免疫功能降低，加重原有的疾病症状，影响治疗的效果和愈后。

因此，一旦发现艾滋病病毒抗体呈阳性，一定要尽早进行抗艾滋病病毒治疗。一方面是为了提高机体的免疫力，减少机会性感染特别是防止结核病的发生。另一方面，经过抗病毒治疗后，艾滋病病毒得到控制，传染性也能大大减低。结核患者也要及时到结核病定点医院接受正规的抗结核治疗，有利于患者的康复，同时也减低对他人的传染性。

2. 怎样在结核病患者中发现 HIV/AIDS 患者

在艾滋病传播日益加剧和结核病流行的当下，对结核病患者开展艾滋病病毒感染状况监测和常规检测，其重要性日益显现。结核病门诊常规开展艾滋病检测和咨询，为提高艾滋病病毒检测的可及性和接受程度，世界卫生组织倡导实施一种新型扩大的艾滋病病毒抗体检测策略，即医疗卫生机构医务人员主动提供艾滋病病毒检测和咨询服务（PITC）。

结核病门诊对结核病防治机构的所有结核病患者进行常规的艾滋病病毒抗体检测，提供结果告知、咨询、预防和转介服务；将结核病门诊作为艾滋病病毒感染者和患者进入艾滋病预防、治疗和关怀体系的切入点；尽多尽早地发现艾滋病病毒感染者和患者，防止二代传播。

3. 重视患者的心理支持

结核病和艾滋病都是一种传染性疾病，患者很容易遭到外人的歧视，加之这两种疾病病程都比较长，在漫长的治疗过程中，患者很容易出现焦虑、抑郁、自卑等各种心理问题，有时候会产生放弃治疗、甚至轻生的念头。因此，在患者的治疗过程中，无论是医生还是患者的家属，都要重视患者的心理支持。

心理支持，一般是医生或者家属合理地采用劝导、启发、鼓励、同情、支持、评理、说服、消除疑虑和提供保证等交谈方法，帮助患者认识问题、改善心境、提高信心，从而促进心身康复的过程。通过心理支持，使患者发挥其潜在能力，提高应付危机的技巧，提高适应困难的能力，抒缓精神压力，从而走出心理困境。

李先生一波多折的求医路

——艾滋病合并结核分枝杆菌感染

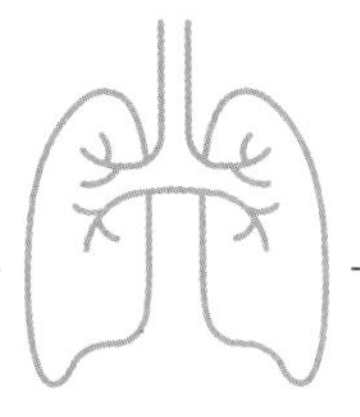

郭永征　浙江大学医学院附属第一医院感染科

2017 年一个寒冷冬日的上午，一对姐弟走进了浙江大学附属第一医院免疫功能低下科的诊室。姐弟俩远道而来，经过一夜的旅途奔波，满脸的疲惫。尤其是弟弟李先生，精神极差，除了偶尔咳嗽几声，少言懒语，之前的病史均由其姐姐代述。

从李先生的姐姐口中我们得知，李氏姐弟是一母同胞的亲姐弟，父母已年逾七旬。她本人刚达天命之年，弟弟李先生 45 岁，自 10 余年前离异后一直独自一人生活。一家人的生活虽然不是十全十美，却也自有一番和美。然而，3 个月前，李先生莫名的反复高热和严重的胸闷、气急，打破了一家人平静的生活。

从社区医院转诊到市三甲医院，李先生一度病情危重，甚至差点住进重症监护室，在当地市疾病预防控制中心，李先生终于得到了确诊：艾滋病病毒感染。而且由于感染病毒后没有及时发现和接受抗艾滋病病毒治疗，李先生的 $CD4^{+}T$ 淋巴细胞计数跌至正常水平的百分之一，细胞免疫功能几近崩溃，而且已经发生了肺孢子菌肺炎，处于艾滋病的末期。李先生在当地医院接受了 2 周的复方磺胺甲噁唑(SMZ-TMP)抗肺孢子菌治疗，虽然治疗过程中发生了过敏的插曲，但庆幸的是经过综合抗过敏治疗，李先生病情逐渐好转稳定，复方磺胺甲噁唑减量到维持剂量后开始接受高效联合抗逆转录病毒治疗(HAART)。

当地艾滋病专科医生为李先生制订的第一个 HAART 方案为替诺福韦酯、拉米夫定和依非韦伦。替诺福韦酯和拉米夫定为核苷类反转录酶抑制剂，依非韦伦为非核苷类反转录酶抑制剂。这个方案是 2015 版《中国艾滋病诊疗指南》和 2018 版《中国艾滋病诊疗指南》中关于成人艾滋病病毒感染者抗病毒治疗的一线推荐方案。此方案中拉米夫定的不良反应较少，替诺福韦酯的主要不良反应为肾脏损伤、骨量减少甚至骨质疏松。相对来说依非韦伦的不良反应比较多，主要有神经毒性，如头痛、头晕、失眠、抑郁，不同程度的过敏反应和肝功能损伤等。

不幸的是，开始 HAART 后还不到 1 个月时间，李先生就发生了非常严重的过敏和肝功能损害。医生们一方面对李先生进行综合、强效的抗过敏、护肝等治疗，另一方面也将李先生方案中的依非韦伦更改为洛匹那韦/利托那韦。洛匹那韦/利托那韦属蛋白酶抑制剂，不良反应主要为腹泻、恶心、血脂代谢异常。经过一段时间的精心医治和护理，李先生病情再次好转稳定出院。

都说风雨之后有彩虹，可能上天认为李先生一家所经历的磨难不够，所以没有给他们幸福的彩虹；又或许是打算给他们更大的幸福，所以李先生一家在经过之前的诸多波折后，并没有等到安稳平静的生活，反而遇到了更残酷的考验。

1 个月前，病情本已平稳的李先生突然再次出现剧烈的咳嗽、咳痰、发热、胸闷、气急、乏力、胃口差、肝功能异常等症状，在当地医院经过 1 个月的抗感染、护肝治疗后病情反而加重了，并再次出现了严重的药疹。几次三番地住院，病情仍然反复不能痊愈，甚至还有恶化的趋势，李先生对自己的未来失去了信心，只想着放弃治疗，自己早些解脱，也给父母和姐姐家节省些费用。可是姐姐对弟弟情深义重，并不愿意就此放弃。于是，走投无路的姐弟俩抱着最后的一丝希望来到浙大一院感染科求医。

医生仔细查看，发现李先生精神萎靡，眼神黯淡无光，皮肤蜡黄，全身有诸多新旧不一的红色皮疹，其间夹杂十数条或深或浅的搔抓痕。肺部CT 扫描发现肺部感染。

血液化验发现，虽然李先生的细胞免疫功能略有恢复，$CD4^+T$ 淋巴细胞计数较 3 个月前有明显升高，达 124 个 /μl，但远未达正常水平，不仅合并有 EB 病毒、巨细胞病毒感染和真菌感染，而且还有重度肝功能受损、中度贫血和严重营养不良。幸运的是，结核分枝杆菌筛查为阴性，没有感染真菌和病毒，李先生至少暂时没有结核病的烦扰。

治疗小组首先调整了李先生的 HAART 方案，将洛匹那韦 / 利托那韦调整为整合酶抑制剂类的多替拉韦。整合酶抑制剂类药物具有抗病毒效力强、副作用较少、耐药发生率低等优点。相较于以依非韦伦为代表的非核苷类反转录酶抑制剂、洛匹那韦 / 利托那韦为代表的蛋白酶抑制剂，整合酶抑制剂类药物与抗结核类、抗真菌类、降脂类等药物间的相互作用更少，因此更适合于李先生的情况。

除调整 HAART 方案，治疗小组经过反复讨论，还为李先生制订了抗细菌、抗真菌、抗病毒、抗炎、护肝等治疗。经过护士和李先生姐姐的精心护理，李先生肝、肺、皮肤的病变逐渐改善，病情稳定后出院了。出院后李先生也一直严格遵照医嘱服药，定期回院复查，病情平稳。

遗憾的是，平稳的生活仅仅过了 1 个月，李先生又一次因为高热、咳嗽、咳痰来院就诊。此时的李先生已数日不思饮食，身体极其虚弱，入院当天的体温高达 39.6℃，CT 扫描检查发现李先生的左右两肺上新生出了许多的微小结节。

次日，李先生突然发生肢体抽搐、意识障碍，对家人的呼叫没有反应。进行紧急腰椎穿刺检查后发现，李先生颅内压力超过 400mmHg，远超 80~180mmHg 的正常范围；脑脊液中不仅存在大量的炎症细胞，还发现了耐药结核分枝杆菌。经过神经外科紧急手术、抗结核治疗后，李先生逐渐恢复了意识，咳嗽、咳痰及发热症状也渐渐消失，经过医护人员和李先生姐姐的精心照料，李先生住院两个月后顺利出院。

经过三番四次的波折，李先生的求医路终于顺遂。后续的 2 年随访中，根据李先生病情变化，我们对治疗方案做了多次适时调整。现在的李先生已结束了抗结核疗程，仍在坚持 HAART 中，$CD4^{+}T$ 淋巴细胞也升至 300 个 /μl 以上，不仅可以料理自己的个人生活，而且已恢复了正常的工作。为李先生的身体操心费神了近 3 年的姐姐也恢复了自己多姿多彩的生活。

健康提示

1. 认识艾滋病

艾滋病的全称是“获得性免疫缺陷综合征”（英文简称“AIDS”），由人类免疫缺陷病毒（又称“艾滋病病毒”，英文简称“HIV”）引起。是以人体细胞免疫系统损害为特征的、病死率较高的传染病。主要表现为 $CD4^{+}T$ 细胞大幅度下降。临床表现为机体抵抗病症的能力逐渐下降，甚至完全丧失，最后患者死于一种或数种机会性感染疾病或肿瘤等。结核分枝杆菌，是艾滋病患者最常见的机会性感染病原菌，也是艾滋病患者死亡的重要原因。

艾滋病病毒主要通过无保护措施的性行为、静脉注射吸毒、被污染的血液及其制品以及母婴等途径传播。握手，拥抱，礼节性亲吻，同吃同饮，共用厕所和浴室，共用办公室、公共交通工具、娱乐设施等日常生活接触不会传播艾滋病。

HAART 可以抑制艾滋病病毒复制，减少传播，重建或者改善患者免疫功能，降低感染者的病死率，提高生存质量，使感染者获得正常的期望寿命。目前推荐所有艾滋病病毒感染者均应接受 HAART。但是抗艾滋病病毒药物种类繁多，机制复杂，副作用各不相同，且需要进行联合用药，所以需要由专业医师根据每位患者的具体情况制订个体化的方案，不建议感染者自行购药治疗。

2. 当艾滋病病毒感染者遇上结核分枝杆菌感染

所有艾滋病病毒感染者均可能发生结核分枝杆菌感染，表现为潜伏感染和结核病两种情况。由于临床表现十分不典型，合并其他病原体感染使病情更加复杂，且肺外结核病较多见，所以艾滋病病毒、结核分枝杆菌合并感染的诊断十分困难。目前临床推荐结核菌素皮肤试验和干扰素-γ释放试验用于结核感染的筛查。但是艾滋病患者即便结核筛查试验结果呈阴性也并不能排除结核分枝杆菌感染，应增加肺部CT、痰培养、痰涂片找结核分枝杆菌、结核分枝杆菌核酸检测等检查。$CD4^{+}T$淋巴细胞计数小于200个/μl的严重免疫抑制的艾滋病患者、接触结核病患者的艾滋病患者更应反复进行结核分枝杆菌感染的筛查。

3. 如何治疗艾滋病患者的结核病

艾滋病患者一旦开始抗病毒治疗，要求终身服药。所有艾滋病合并结核病患者都应该接受HAART，但是一般建议先进行抗结核治疗，再根据患者具体情况，在抗结核治疗2~8周之后启动HAART。艾滋病患者结核病的治疗原则与非艾滋病患者相同，须密切监测药物不良反应并注意药物间相互作用，必要时调整抗病毒或抗结核药物的剂量，进行血药浓度监测。

4. 免疫重建炎症反应综合征

李先生经过一段时间的HAART后发生了结核性脑膜炎，考虑是免疫功能重建过程中发生了潜伏结核感染的激活，即发生了结核分枝杆菌的免疫重建炎症反应综合征（IRIS）。

IRIS是指艾滋病患者在经抗病毒治疗后免疫功能恢复过程中出现的一组临床综合征，主要表现为发热、潜伏感染的出现或原有感染的加重或恶化。多种潜伏或活动的机会性感染在抗病毒治疗后均可发生，多出现在抗病毒治疗后3个月内。

IRIS 出现后应继续进行抗病毒治疗。表现为原有感染恶化的 IRIS 通常为自限性,不用特殊处理而自愈;而表现为潜伏感染出现的 IRIS,需要进行针对性的抗病原治疗。

一声声“阿爸”将患者拉回正确治疗道路

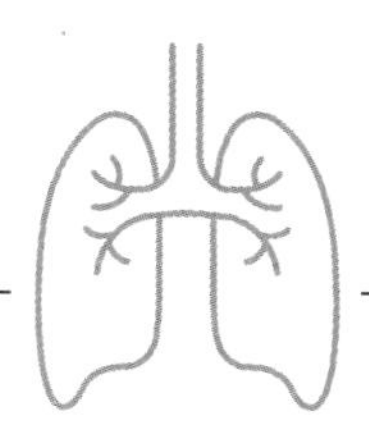

厉春　宁波北仑区宗瑞医院（大碶街道社区卫生服务中心）疾病防治科
王赟　宁波北仑区疾病预防控制中心艾结科

2018 年 8 月 27 日的清晨，北仑区宗瑞医院 403 办公室响起了电话铃声，打来的是一位家属的“求救”电话。

原来是一位刚出院的老年患者顾海生（化名）不愿意按要求服用抗结核药，患者家属百般劝说也收效甚微，束手无策，只好求助大碶街道的结核病防治督导医生厉春。

顾海生老人已经 83 岁高龄了，住在北仑区大碶街道，也是厉春医生跟进追踪的督导对象。2018 年 8 月 11 日，老人因感觉胸闷前往北仑区宗瑞医院（即北仑区大碶街道社区卫生服务中心），检查后发现胸腔积液。宗瑞医院立即将其转诊至北仑区人民医院肺结核门诊，经确诊顾海生患有结核性胸膜炎，随后进行了住院治疗。

在获知确诊结核性胸膜炎后，厉春便立即联系了顾海生的家人，确定了患者的家庭督导员，对患者及其家人进行了结核病相关知识的健康教育，并给予生活饮食上的建议。2018 年 8 月 22 日患者出院后，厉春按商量的时间前往顾海生家开展首次家访。患者的小女儿顾丽娟(化名)告诉厉春,老人性格倔强,不肯听女儿们的意见,自认为除了有点高血压没有其他毛病,不愿吃药,表面上敷衍了女儿和督导医生,但有时会偷偷把药扔了,女儿们知道后也只能说说他。

按与顾丽娟约好的时间,厉春赶去了顾海生老人的家。老人的两个女儿在帮他收拾屋子,大女儿顾丽春(化名)立刻迎了上来说:"厉医生,我们谁都不敢跟阿爸说服用抗结核药的事,谁说他跟谁急。但是阿爸还是很相信宗瑞医院的医生,他一直觉得宗瑞医院的医生好,当初建议让他去人民医院住院的就是宗瑞医院门诊的医生。"

"姐姐们不要急,我们现在去看看老人家吧。"说着厉春跟随小女儿进入屋里。看到顾海生老人正在屋里躺着,厉春试着跟老人打招呼,老人像孩子般闹着小别扭,过了一会儿才起身,头句话就说:"我现在都很好,没有病了,还让我吃这么难吃的药,不要来说这个事。"

厉春想了想,并未一开始就谈服药的事情,而是和老人唠起了家常。慢慢地,厉春了解了老人的一些心理活动,老人也没有一开始那么抵触了,厉春轻声说道:"阿爸(宁波话,意思是叔叔伯伯),您刚出院,接受过治疗,而且这个药效果蛮好,所以现在你感觉自己身体挺好的。现在要您吃这些药是为了杀死身体里的结核分枝杆菌的,就是那个让你生病的坏东西,巩固以后才不会再有胸腔积液出来,您要是后期不吃这些难吃的药,以为没事了,很可能会再次出现胸腔积液的啊。"

看到老人虽听着,但仍表示不同意。厉春继续道:"阿爸啊,看您现在出院了,精神还不错,您觉得是不是很好? "

老人来了精神,附和道:"是啊,我也不知道我的这块地方会有积水,你们医院的医生让我去,我才去的,(之前)还以为血压高了呢"。

厉春趁机说:"对啊,积水的原因是因为你的胸里有个叫结核分枝杆菌的坏细菌在作祟啊,住院只是把积水慢慢消下去了,您人就比原来舒服了。但这个病不是出院就好了,杀掉细菌和抑制住细菌还得有个过程,后期吃药时间还是蛮长的,您也不能老住院,所以医生建议在家里每天吃药就可以了。以后有什么问题您就找我，无论什么问题，我都会及时回应您的，您看，姐姐们和我一直在保持联系呢。”

老人开始沉默，看得出来他有点动摇了。厉春继续道：“阿爸，您不是相信我们医院的吗？”

老人：“对啊，我是相信的。”

厉春：“那就对了啊，我建议您要吃药，我们的门诊医生那也是很关心您的，时刻在关注您呢，那您觉得呢？我们可以试着吃这些难吃的药，再一起观察看看，到时候难受了就跟我说好不好？”

“嗯”老人又附和。

“阿爸，您要是不同意我的意见，是不是说明您其实还是不信任我们啊？”厉春医生是半开玩笑地问。

“那不是的。”老人否定。

厉春：“您只不过多吃几种药而已，但要是不吃，万一又有积水了，岂不是功亏一篑？”

老人：“嗯……”

又聊了半天，老人终于答应好好服药，家人和厉春这才松了口气。其实，老人都如同孩子，既需要肯定又需要加倍的关怀，老人家属的关心和孝顺也让厉春的督导工作得以顺利地开展。

之后厉春连续进行跟踪，老人虽然答应服药，但也是又拖了几天，才真正开始服用，结果9月6日老人再次因为胸腔积液增多住院。这回老人才深信督导医生的话没错，他跟女儿说，早知道就听医生的话好好吃药了。又住了十几天后出院，厉春再次登门拜访，老人态度已经大变。厉春说：“阿爸，这药可不敢再吃吃停停了，如果您觉得好了，就不吃了，之后觉得难受又开始吃，这样吃吃停停可能会变成耐药结核的！姐姐们，你们也要好好和阿爸说说。”

“啥叫耐药结核？”老人问。

厉春医生解释道：“耐药结核，就是现在你吃的这些免费的药对这种耐药的结核病菌都没用了。打个比方啊，本来这个普通的结核分枝杆菌被我们现在吃的药打败了，打伤了，马上就要打死了。可你突然不吃药了，给了结核分枝杆菌休息的机会，它恢复过来之后就对药有了免疫力。要是吃吃停停，结核分枝杆菌对药的抵抗力就会越来越强，到最后普通的药就没有用了。"

老人紧张了起来："那这药没有用了，会怎么样啊？"

厉春："没用了，病就恶化了，传染性也会变大，严重起来还会出人命呢！我们有个不好好吃药的人，后来就没救过来，真是太可惜了。"

"那该怎么办啊？"老人更紧张了。

厉春："那只能用二线药了，还好现在，我们宁波也有治疗耐多药的定点医院——宁波二院耐多药门诊。"

老人神情稍微松缓下来："二线药是啥药啊？"

厉春："二线药，就是除现在吃的免费药之外的其他治疗结核的药，比如说对氨基水杨酸、环丝氨酸、左氧氟沙星、利奈唑胺、德拉马尼等。"

老人一脸茫然："这都是啥药啊？"

厉春："说了你也不懂，你现在还用不着，你只要知道这些药很贵。"

老人好奇："很贵？有多贵啊？"

厉春："听说光利奈唑胺一种药，一个月就要 3 000 左右。其他的药也不便宜，而且治疗必须是多种药联合用，有些药，医保还不能报销。用的时间也很长，起码要 2 年左右，而且传统的治理方案前半年每天还要打屁股针，我们有个病友屁股都打肿了，只能换着边来打，可痛苦啦。"

老人吓了一跳："这么贵，那我可治不起啊。而且半年屁股针，我这老胳膊老腿也没办法每天去医院啊。"

厉春医生："那倒不是治不起，现在我们宁波的政策越来越好了，这个病除了医保能报销大部分外，我们宁波二院耐多药门诊还在报销后对自费部分再补助，自己付的相对就少些。但相对普通结核肯定还是贵多了，也麻烦多了。而且这些还是只针对您的。如果变成耐药结核，传染起来也是耐药结核。姐姐们对您这么好，还有外孙、外孙女有时来看您，万一被您传染了，可就直接是耐药结核，也要按耐药结核的治疗走一遭了。”

老人看看两个女儿，沉思了一下说：“嗯……我自己怎么样无所谓，可不能传给两个女儿，特别是我那外孙、外孙女，传给他们还不恨死我啊。哎，医生啊，我一定好好吃药，不给他们和你找麻烦。”

一年一晃而过，其间厉春和老人一家保持着密切的联系，顾海生老人感觉自己好像多了一个孩子，多收到了一份关心。老人偶有生活作息不好，或者有时喝点小酒，经过及时提醒，都能乖乖改正。很快疗程也将结束，其间一系列的 CT 报告和血检、痰检显示，老人恢复得非常好。

健康提示

1. 老年人结核病临床表现有什么特点

由于老年人抵抗力低，反应迟钝，所以部分老年人肺结核病发病隐匿，症状和体征不明显，部分患者无自觉症状，即使有症状，也不典型。老年肺结核病的症状可能常被其他慢性疾病所掩盖，老年人由于行动不便或出于不想麻烦家人的原因，去医院就诊不积极，因此可能导致延误诊断和治疗。

老年结核病患者还可能具有多脏器病变、病程长、病情重、药物起效慢、不良反应多、依从性差、并发症多和死亡率高等特点，因此是结核病诊治中需要重点关注的人群。

2. 怎样对老年肺结核进行治疗管理

老年人因记忆力减退，常常会因忘记服药或多服、误服而引起不良后果，全程督导管理方式是老年肺结核患者治疗管理的有效方法。有条件者最好采取直接面视下的督导治疗（DOT）或强化期住院治疗，可以有效地观察药物不良反应，及时进行方案的调整。

家人应对老年的结核病患者克服偏见、给予充分的关爱，协助社区工作人员对患者的治疗进行督导，保证患者按时服药。要注意抗结核药物的不良反应，一旦出现不良反应立即到医院就诊，而不是自行停药或者自行降低剂量服药。家属要陪同或督促老年人按时复诊检查,加强患者的营养补充,做好家庭内和社会的防护工作。

此外,要及时进行耐药的筛查,如果经过治疗后病灶吸收不理想,应积极配合医生进行痰检和药敏检测。如不幸得了耐药结核,也应规则服药,防止病情进一步恶化。

重症结核学霸的坎坷抗痨之路

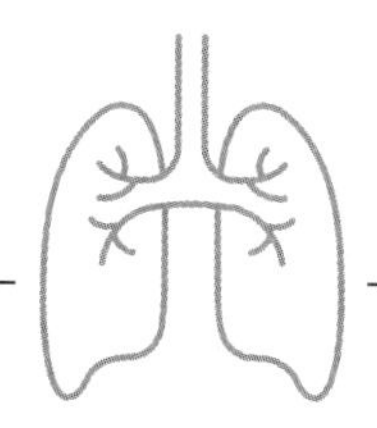

傅佳丹　浙江大学医学院附属第一医院感染科

“慈母手中线，游子身上衣。临行密密缝，意恐迟迟归。”2012 年，从小吴接到北京某知名大学录取通知书的那一刻起，父母的心也随之贴身而行。说起小吴，家人总能满脸骄傲地诉说，成绩斐然，高中就读杭州重点学校，曾获全省学生“十大英才”称号，并在省人民大会堂接受颁奖，大学保送北京某知名学校，体育亦极出色，在校期间兼任学院院队乒乓球教练。

治不好的“感冒”

2014 年小吴参加西班牙某学院交流学习，快结束时觉得自己感冒了，回国后服用抗生素后稍有好转。2015 年 1 月 15 日，小吴突然感觉右手指端间歇性麻木，持续数分钟后可自行缓解，发作时影响工作，频率不等。1 月 18 日，他右脸感到麻木，两天后出现头痛，特别困顿想睡觉，还做很多梦，严重影响了工作、生活。父母赶往北京陪同就医，首次诊断为焦虑性疾病。服药后症状未缓解，继续加重，全家商量后申请中止某会计师事务所实习，回当地行头颅磁共振（MRI）检查，提示急性脑梗死或炎症可能，提出脑白质脱髓鞘病变可能。继而转至上海寻医，医生仍考虑压力性因素为主，不用特殊治疗，小吴只能回家。

高热突然倒地

2 月 4 日傍晚，小吴发热，体温 39.1℃，他按上海医院的处理建议用药物对症做了降温处理。5 日凌晨，小吴上厕所时，突然不明原因地跌倒，几小时后出现口角歪斜，口水从嘴角流出，四肢微微抽搐，甚至出现短暂的意识丧失。亲戚立即开车送往上海就诊。看着病情严重的儿子，在漠漠苍穹与茫茫大地之间，父母曾经满满的希望与骄傲瞬间像空中断了线的风筝一样，痛苦的等待与不安的迷茫更让他们手足无措。

病情加重进入昏迷

2 月 6 日起，小吴意识模糊，并不断加重，出现右侧肢体偏瘫，头颅 MRI 提示脑膜炎伴脑梗死或血管炎可能。2 月 9 日，小吴行第一次腰穿，显示脑脊液压力、白细胞数量均有增高。而脑脊液并没培养出真菌，医生考虑当时国外求学期间，非洲埃博拉疫情盛行，结合辅助检查诊断病毒性脑炎。2 月 10 日，小吴昏迷，呼之无反应，出现尿失禁，马上被转至 ICU 治疗。

确诊重症结核

进 ICU 治疗，经过一系列排查，小吴被确诊结核性脑膜炎、肺结核、结核性胸膜炎，经过抗结核治疗几天后，意识逐渐清醒，能简单对答。但令人十分难过的是，小吴的计算能力明显下降，昔日才子现在仅能回答 1+1=2，对回忆性提问更是默然，右侧肢体仍无知觉、无活动，肌力 0 级。父亲极力地想找出小吴曾经的灵气，却已不再。

一波三折的康复之路

对症治疗后小吴病情逐渐好转，意识一清醒即进入康复训练，每天听来自同学、亲朋好友的录音帮助回忆，接受康复师指导下的语言训练、每周一次电针灸治疗以及四肢的被动运动等。同时医生给予鼻胃管营养管饲，从营养液顺利过渡到米汤、牛奶、稀粥，胃口越来越好。考虑结核病原本就是一个消耗性疾病，更是三餐外加“点心”补充能量。家属们看着小吴整体状况逐渐改善，面色慢慢红润，悬着的心慢慢放下来。

3 月 10 日，小吴转杭州继续接受治疗，其间，出现频繁呕吐。做了腹部立体平片后，显示他的胃重度扩张，禁食并行胃肠减压术，呕吐缓解，不适症状缓解。但是，3 月 14 日，发现结核性腹膜炎、肠结核。3 月 18 日，小吴整体状况稳定，再次进入康复训练，由腿部力量训练，病腿跨越微障碍训练逐步过渡至走楼梯训练和力量强化训练，右脚肌力恢复。

抗结核治疗近 2 个月，小吴皮肤巩膜轻度黄染，肝功能逐渐恶化，肠结核未得以控制，遂又转浙江某医院接受治疗。护士对他进行了入院评估，并给予家属相关疾病、饮食、安全宣教，医生仔细询问病情，给予留置鼻肠管以保证长期营养，复查肝功能未见好转。随之，小吴又出现听力下降、视物重影、骨髓抑制、指端麻木等不良反应。主任每日提早进病房巡视，跟家属详细解说病情及当前治疗方案，并叮嘱护士密切观察病情变化。一声日常的“小吴，早上好”，一句简单的询问，一个再寻常不过的肌力评估，家属却给了“健康所系，性命相托”的认可。

医患联手，终于康复回校

5月的杭州已有入暑的节奏，小吴每天积极配合治疗及康复训练，坚持精细的手指训练，手臂张力训练，腿部力量训练，中下旬已能室外散步，自如上下楼梯。6月，小吴能在过道慢跑，7月顺利出院，在家期间仍坚持各种训练，到12月能独立骑单车。2月28日，申请复学成功，2016年保研至北京某商学院就读。流过血的手指，才能弹出世间的绝唱，经历了地狱般的磨炼，才有征服天堂的魔力，若把小吴的生命当作一曲动人乐章，那这曲的音符甚美。

夕阳拉长了父子的影子，生活似乎重新轮回，看着他笑，扶着他学走路，认识这个希望像丝的世界，却多了难能可贵的决心与坚定。全家无微不至的照顾，从心的依从性，良好的医患沟通，让我们幸运地在这场无硝烟的战争中险胜。而作为护士的我，再次被"病患和家属的毅力""医之为道"所震撼，也深深被父母只求孩子安康的爱所感动。

健康提示

1. 什么是结核性脑膜炎

结核性脑膜炎是结核分枝杆菌经血液循环侵入脑内或经其他途径播散至脑内而引起的中枢神经系统结核病。最常侵犯的是脑膜，同时亦可侵犯脑实质、脑动脉、脑神经核、脊髓等。结核性脑膜炎是患者致死率和致残率最高的结核病形式，全球每年约有超过10万新发结核性脑膜炎患者，同时感染人类免疫缺陷病毒（艾滋病）的患者死亡率为50%。

2. 小吴为什么会得结核

结核病是由结核分枝杆菌感染引起的慢性传染病。人体的所有部位，除了牙齿、指甲和头发之外，其他任何部位均可被感染。排菌期患者咳嗽、咳痰、打喷嚏将结核分枝杆菌播散到空气中，随呼吸道被他人吸入。据估计，全球的结核潜伏感染患者高达25%。当人体身强力壮时，结核分枝杆菌会进入“装睡”模式，以免被人体免疫系统杀死；当人体免疫力下降，这些“睡眠”的结核分枝杆菌就会苏醒而繁殖。这时结核分枝杆菌就可以随血液循环进入神经系统以及各个系统。而学生这个群体，由于学习压力较大、学习负荷大、熬夜、不规律的生活方式都容易导致免疫力下降，从而让结核分枝杆菌有机可乘。

3. 小吴的病情为何如此严重

结核病是世界上最古老、最严重的传染病之一。2017年全球结核病报告显示，结核病为世界第九大致死病因，是单一病种因素导致死亡的首要病因。至2016年，全球结核患者约1 040万，其中新增病例630万，每天近4 000结核病患者死亡。结核性脑膜炎是结核分枝杆菌感染的最严重形式，约50%的受累患者发生死亡或严重致残。该病常隐匿起病，最初症状不明显，容易被漏诊，案例中的小吴从起病到诊断明确时间两个月有余，从自觉感冒症状到脸部、指端麻木以及头痛不适，继之出现口角歪斜、尿失禁、意识障碍、偏瘫、大小便失禁等症状，正当结核性脑膜炎引起的神经损害、脑实质损害等症状得以控制时，小吴又被发现了腹腔结核、肠结核，病情发展迅速，而且治疗时间很长，对患者和家属身心都是极大的考验。

另外，结核病本就是一个消耗性疾病，加之小吴因肠结核出现剧烈的恶心、呕吐，给予胃肠减压、禁食，容易造成营养不良。肠结核早期症状不明显，可能仅有消化不良症状，后期会不同程度的加重并出现并发症，如肠梗阻、肠穿孔、肠出血等。肠道结核性肉芽肿的增生使肠壁增厚、粘连，充血水肿，环形溃疡愈合使肠腔狭窄、肠襻粘连、肠襻与增厚的大网膜缠绕粘连使肠曲受束缚，都是造成结核性肠梗阻的因素。所以对这类患者，我们在积极抗结核治疗的基础上，会予早期肠内营养。有资料表明，机体所有的组织器官均接受动脉血液供应的营养需求，唯独肠黏膜从血供接受的养分只占其总需求的30%，余70%直接从肠腔内摄取。肠内营养对肠黏膜组织有滋养作用，肠黏膜细胞与食糜接触才能修复、生长，故对肠道功能的恢复是一种有效的方法。

4. 没有找到结核分枝杆菌也能诊断结核病吗

结核相关的检测方法有血沉、结核分枝杆菌涂片、结核分枝杆菌培养及皮肤结核菌素试验等，其中病原学诊断即结核分枝杆菌涂片及结核分枝杆菌培养是结核病诊断的“金标准”。但是传统的培养法需要 2~8 周才能获得结果，耗时过长，结核分枝杆菌涂片则敏感性太低，通常需要 >5 000 个菌 /ml 才能检测到阳性结果，特别是用于筛查潜伏性结核意义不大。而肺外结核发病形式不定，多脏器性，临床特征不典型，获得细菌学依据困难，有些需要手术或穿刺活检才能获得标本，因此限制了病原学诊断在肺外结核中的应用。通常临床对高度怀疑结核病、临床症状不典型、结核分枝杆菌未检出而不能确诊的病例，会以试验性抗结核治疗，观察临床症状有无好转来帮助诊断。

5. 结核性脑膜炎什么时候可以进行神经康复治疗

结核性脑膜炎致残率高，可出现不同程度的功能障碍，包括运动功能障碍、感觉功能障碍、言语和语言障碍、排泄障碍等。而神经康复是经循证医学证实的对降低致残率最有效的方法，是神经系统疾病组织化管理中不可或缺的关键环节。研究表明，成年大脑终身都具有重塑和功能重组的能力，经过训练和改变外界环境，可使功能恢复。

那我们什么时候介入康复治疗合适呢？研究显示，在保证康复医疗适应证前提下，早期康复一般可在病情稳定后 24~48 小时开始，防止偏瘫后出现的肩痛、肩关节脱位、关节挛缩，长期卧床后失用性肌肉关节萎缩、失用性的肌功能下降、血管栓塞等并发症的发生。我们可以进行的神经康复治疗有运动、感觉、认知等多方面，其中运动疗法已有较多的有效新技术，如运动再学习技术、运动想象疗法、生物反馈疗法等，另外结合中医针灸、推拿、药物、洗浴等疗法的独特优势，更是为神经康复的效果锦上添花。

至暗时刻

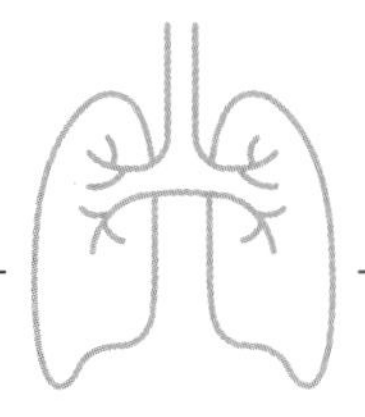

陈园园　杭州市红十字会医院结核病诊疗中心

2018年，电影“至暗时刻”囊括了第90届奥斯卡最佳男主角奖在内的多个奖项。影片讲述了第二次世界大战时期，英国首相温斯顿·丘吉尔抵住压力，带领英国人民奋起反抗，渡过黎明前最黑暗时刻的故事。强大如丘吉尔，在晚年时期也饱受抑郁症的折磨，经历了自己人生的至暗时刻。多年的行医经历，也让我目睹了许多耐多药结核病患者的至暗时刻，他们在对疾病的恐惧、生活的压力和别人的歧视中犹豫彷徨、消沉沮丧，看不到人生的希望。有人在家人和社会的帮助下振作了精神，积极面对，迎来痊愈的曙光；也有人选择逃避治疗，直至病入膏肓；更有甚者，在至暗时刻中抑郁消沉，选择结束自己的生命，带给家人朋友永远的伤痛。萍萍（化名）的故事，就是最后一种，一年前的六一儿童节，她选择在病房中结束了自己年轻的生命，留给人们无数唏嘘感叹……

初次见到萍萍，是在结核门诊诊室。她戴着N95口罩和帽子，全身上下包裹得严严实实。虽然戴着口罩，但从神情和语气中还是能感觉出她非常焦虑。她已经33岁，本是因为不孕不育到医院检查，结果胸部CT检查发现肺部有病灶。她13岁时曾患肺结核，治疗3个月后就停药了。萍萍怀疑自己是结核病复发了，于是来到结核科门诊想确认一下。我仔细看了她的胸部CT片，左肺上叶可以见到斑片渗出、纤维条索及空洞影，心里叹了一口气，可怜的姑娘，极有可能是肺结核复发了。因为她没有咳嗽、咳痰症状，没有办法留取痰液检查，又是复治肺结核，既往治疗不规范，极有耐药结核病的可能。我动员她进行气管镜检查，留取肺泡灌洗液送检进行Gene-Xpert、MGIT 960液体快速培养及药敏、结核DNA、基因芯片耐药基因检测等进一步明确。

开完检查单后她默默地等在我身边，直到我看完最后一个患者，她又坐下来咨询我，言谈中仍然充满焦虑。原来她也是一名医生，跟我还毕业于同一所医学院，但是她不是传染病专业，对结核病认识较少。她还不能接受肺结核复发的现实，说话间已经泪如雨下。她已经33岁了，丈夫和家人一直催着生孩子，一直在积极备孕，这次查出肺结核复发，如果是敏感结核病的话，疗程最少也要8个月，如果是耐药的话，疗程需要2年。这期间不能要孩子，又是个传染病，她担心丈夫嫌弃她，担心两人的感情维系不下去。再加上因为生病不能上班，收入骤减，而他们刚刚买了房子，房贷压力也很重，她觉得她要崩溃了……职业相同、年龄相近、生活经历相似，我深深理解她身上背负的压力，深深同情，我只能尽力安抚她，告诉她疾病已经发生，只能勇敢面对，我会站在她身边一起帮助她。看着她抽泣着离开诊室的背影，我只能祈祷上苍怜悯，千万不要让她患上耐药结核病。

一周以后临近下班，她带着气管镜检查的结果再次回到了我的诊室，依旧包裹得严严实实，双眼却是哭得红肿，我心里一沉，拿来Xpert和基因芯片的检验报告，刺眼的结果映入眼帘："利福平耐药、异烟肼耐药"。复治患者，两次分子药敏结果都是耐药，真的是耐多药肺结核！命运对这个不幸的姑娘开了个大大的玩笑。我告诉她，现在既然已经明确是耐多药肺结核，应尽快开始积极治疗，她点点头，眼泪扑簌扑簌落下。她说，过去一周实在太煎熬了，她每天以泪洗面，丈夫工作很忙，没法一直陪在身边，她很怕他会嫌弃她，她觉得生活都没有意义了。我立刻警觉起来：她有抑郁症的倾向。我拿来一张抑郁症自测量表让她填写，结果如我所料——中度抑郁。考虑到耐多药肺结核专家小组会诊制订方案需要几天时间，她的情绪又如此焦虑。为尽力帮助她，我决定通过电话征询专家小组几位专家意见，尽快拟定了耐多药治疗方案，去掉了会导致抑郁焦虑加重的抗结核药物——环丝氨酸，6 个月强化期采用丁胺卡那、丙硫异烟胺、吡嗪酰胺、莫西沙星和乙胺丁醇，18 个月巩固期则用丙硫异烟胺、吡嗪酰胺、莫西沙星和乙胺丁醇，同时把她纳入了杭州市的耐多药结核病治疗减免范围，这样每个月可以免去 3 000 多元的药物费用，缓解她的经济压力。其实作为一名医生，她在家里已经学习了耐多药结核病治疗的相关文献，她知道环丝氨酸是很重要的治疗药物，生怕拿掉以后治疗效果会不好。环丝氨酸会导致焦虑抑郁加重，曾经有患者用药后出现自杀行为，根据她的评分情况是不允许使用环丝氨酸的。当天的交流又持续了一个多小时，我答应全力帮助她，包括后期的随访和培养药敏结果的追踪，并建议她寻求心理门诊的帮助，她的焦虑情绪总算稍微缓解，带着药回家了。我看看窗外，夜幕早已降临，黑魆魆的天空似乎预示着至暗时刻的到来，漫漫两年的治疗之路，她能挺得下来吗，我能怎么帮她呢?

午休时间，我一手端着饭盒，一手看着手机屏幕上震动闪烁的萍萍的名字，不禁一声叹息。已经连续两周了，每天午休，她都会打电话给我，向我咨询药物的不良反应，告诉我她对于用不用环丝氨酸的纠结，对病情的担心，对未来婚姻生活的忧虑……我只能用自己的专业知识反复向她解释，劝她调节饮食，注意休息，增强免疫力，调整心态，多做做其他事情分散注意力，不要只纠结于疾病，同时再次建议她去心理门诊咨询，每次通话都至少半小时。放下电话，我很庆幸自己坚持原则，没有给她应用环丝氨酸。我从来没有在一个患者身上倾注这么多的私人时间和情感，我时刻提醒自己，要保持专业的态度，但同时有另一个声音在告诉我，医者仁心，我是她目前黑暗生活的一盏明灯，如同即将淹溺之人手边的一块浮木，如果连我也不耐烦，呵斥她、拒绝她，她的人生可能就无法继续了。庆幸的是，她慢慢得开始听得进我的话，也在积极调整心态，她说，她的同事和朋友们也在开导她。慢慢的，她的电话少了，来复诊时还是包裹得严严实实，但是眼里可以见到笑意了，治疗一个月后复查胸部 CT 病灶也开始吸收了，一切似乎都向好的方向发展，我稍稍松了一口气。

快速药敏结果也出来了，显示异烟肼、利福平、乙胺丁醇、链霉素都是耐药，吡嗪酰胺敏感。这意味着治疗方案里的乙胺丁醇不能再继续用了。她的电话又开始多起来了，该用什么药，能不能用环丝氨酸，氯法齐明国内没有药，利奈唑胺费用昂贵，对氨基水杨酸效果不如以上药物，她又陷入了纠结状态……我权衡利弊，征询了专家组意见，还是建议她改用对氨基水杨酸，她同意了，也开始用药，但我感觉得到她心里的怀疑。治疗两个月后，胸部 CT 显示病灶仍然在进一步吸收，同时二线药敏结果也出来了，左氧氟沙星和阿米卡星、对氨基水杨酸都是敏感的，这说明目前的方案还是有效果的！但是她还是常常问我，方案这么弱，会不会复发？鉴于她的医学背景，我只能查阅国内外文献，用多个临床研究结果来告诉她，像她目前的耐药情况，吡嗪酰胺、左氧氟沙星、阿米卡星都是敏感的，治愈率超过 80% 以上。但我的解释似乎还是不能宽慰她，她的爱人也开始联系我，说她目前的状况不稳定，经常会一个人坐在黑暗的房间里发呆，我嘱咐她爱人一定要带她去心理门诊，他在电话那头却有点犹豫，答应着挂了电话，我却担心他不会真的带她去。

五月的阳光温暖明媚，城市被各式花朵点缀得生机勃勃，人的心情也愉悦起来，她又来找我复诊，这次她拿下了口罩，是个明眸善睐、唇红齿白的美女。她笑着对我说，她觉得她现在心情好多了，我倍感欣慰，可开心持续了不到十秒，她的话就让我不知如何回答，她说："陈医生，你看我现在状况好多了，我不那么焦虑了，也不会常常哭了。不瞒你说，我的婚姻可能保不住，我现在也想开了，我一定要把我自己的病看好，你看你要不要还是把环丝氨酸给我用上吧，我还是担心对氨基水杨酸效果不如环丝氨酸，我到时会复发的。”安慰和解释了那么久，又回到原点，我无奈地表示，以我目前对她的精神状况的评估，她不适合应用环丝氨酸，还是建议她去心理门诊。目前的治疗方案效果很不错，等到治疗强化期结束后，她的肺部病灶也很局限，可以通过外科手术切除病灶，减少日后复发的可能性。看我这么坚持，她只能讪讪地走了。

两周过去，我再次见到她，她的情绪明显很低落，她说她去过一家国内知名结核病医院，一位国内知名专家告诉她，以她目前的治疗方案，以后肯定要复发，一定要用上环丝氨酸，而且在她治疗的两年期间都不能工作，“不能去危害社会”。听到这样的话，我顿时震惊了，我不能相信这样的话会出自一名知名教授之口，我问她要专家的就诊记录，既然他说可以用环丝氨酸，病历本上有没有医嘱？她拿不出记录，只是苦苦哀求我，一定要用环丝氨酸，同时她要住院排查生殖系统结核，看她的不孕是否与此相关。百般无奈之下，我同意她住院了，希望住院时能随时监测她的情绪变化，一旦发现自杀倾向就赶紧停用环丝氨酸。那天下班后，我叮嘱了主管医师后，又去病房开导了她，觉得她情绪还算稳定，我才回家。第二天，我正准备去外地开学术会议，一个来自病房护士长的电话却如同晴天霹雳，我呆若木鸡，脑子里只有护士长焦急的声音：“你赶紧来医院吧，萍萍自杀了，我们正在抢救！”

我一路狂奔到医院，她已经在ICU的病床上了，意识丧失，因为用的是上吊的方式，她的脸因为长期绳索压迫已经充血，变得青紫肿胀，无法辨认原先俊俏的模样。她口中气管插管，呼吸机辅助通气，几路输液管路在输注血管活性药物维持她的血压和心跳。我看着她，内心五味杂陈，为什么，为什么，她要选择这么极端的方式结束生命？为什么，是我做错了吗？我难道应该一早就要给她用环丝氨酸？我难道不应该让她住院？我呆坐在办公室，脑子一团乱麻。她的同病房病友说她早上跟她爱人在手机里吵架，然后就进了卫生间，很久都没有出来，大家去找她才发现她已经上吊。大脑缺血缺氧时间太久，神经系统功能恢复的可能性已不大，我只能默默祈祷，希望能有奇迹发生，鲜花一样的生命，不能这样就凋零。但是奇迹终究没有发生，她一直处于深昏迷状态，肺部感染、多脏器功能衰竭也接踵而来，终于，在 ICU 里苦苦支撑了 2 周以后，她还是永远地离开了，终于还是没能熬过她自己的至暗时刻……

时光流逝，转眼已经一年了，我还是会经常想起她，她的微信还在，头像已经变成黑白，照片中的她背靠门框，恬静地望着远方。我时常会自责，挫败感也如影随形，如果我当初多督促她去心理门诊，或者她自杀前一晚，我再多陪陪她，是不是今天她还能活着？我如此尽心地对待患者，为什么还是没能给她带来好的结局？这种自责情绪时常会折磨我，我不愿在人前提起她。

随着检测技术进步，耐多药结核病发现率逐年增加，这意味着还有很多患者可能仍然在经济上无法承担、被家人嫌弃、疾病不能痊愈的担忧里煎熬。我写下她的故事，揭开心里的伤疤，是希望能提醒更多的医务工作者和患者家属，密切关注耐多药结核病患者的心理状况，家庭和社会都要给予他们更多的支持和帮助，陪伴他们一步步走过人生的至暗时刻，战胜疾病，迎接黎明！

健康提示

1. 密切关注耐多药结核病患者的心理状况

耐多药结核病指的是患者感染的结核分枝杆菌同时对两种最主要的抗结核药物异烟肼、利福平耐药。相对于敏感结核病，耐多药结核病的治疗方案复杂，需要 5 种二线抗结核药物组合，其中有一种氨基糖苷类注射剂，须注射 6 个月以上；用药时间长，需要 2 年时间；费用昂贵，每月治疗费用需 4 000 元左右；服用抗结核药物后有可能会出现不良反应，耐多药结核病的治疗方案由于药物种类多，出现不良反应的概率也比一般结核病的要高,可能会导致肝肾功能损害、听神经损伤、胃肠道反应、关节疼痛、焦虑抑郁加重、甲状腺功能减退等;治疗效果差,据统计,全球耐多药结核病患者治愈率仅 50% 左右。

诊断为耐多药结核病对患者来说是沉重的打击,患病初期,多数患者难以接受,表现出恐惧、抑郁及焦虑,在漫长的治疗过程中,患者因为担心疾病预后、治疗费用及未来生活,心理负担极大。曾有研究统计 83.3% 左右的耐多药结核病患者存在不同程度抑郁,其中 55.5% 甚至达到中重度水平。患者最大的担心是影响健康和害怕死亡。其次是担心传染给家人,增加家庭负担,影响工作和婚姻,以及担心周围人的歧视。从而产生一系列的心理反应,主要表现为焦虑、恐惧、自卑感,悲观、害怕、孤僻、心理扭曲等,甚至产生轻生念头。抗结核治疗也会给患者带来不同程度的不良反应,使患者感到不舒服。因此在治疗期间患者要注意休息,加强营养,避免劳累;要树立信心,坚持治疗,保持轻松愉快的心情战胜病魔。与其他患者互相交流,互相鼓励坚持完成治疗。如果患者自身无法疏导,可以向医疗机构寻求心理支持,接受正规的心理咨询和疏导,改善心理状态,增强对治愈和生活的信心。

因此,无论是医务人员还是患者亲属,均需要增强对耐药结核病的认识,密切关注耐多药结核病患者的情绪变化,加强关怀和支持,给予正确的引导,必要时须借助心理医生的干预,以保证耐多药结核病患者顺利完成治疗,开启下一步的健康人生。

2. 肺结核病患者能否怀孕

妊娠常常是引起患肺结核的妇女病情恶化的因素,这主要是由于妊娠期内分泌、免疫及呼吸功能都有不同程度的变化,怀孕头 3 个月的妊娠反应如恶心、呕吐,影响食物的消化吸收,使孕妇与胎儿的营养更加缺乏,影响肺结核的治疗与胎儿的发育生长。母亲患传染性肺结核,还可能传染给胎儿,使新生儿发生宫内感染结核病。妊娠分娩后,由于腹压下降,也容易引起肺结核播散和咯血,所以正在治疗的肺结核患者不宜妊娠。

对于育龄的肺结核患者有妊娠要求时，建议患者尽可能在临床治愈并已经停用抗结核药 2 年以上，复查肺结核病情仍然稳定后选择妊娠；并在妊娠期间及分娩后 6 个月内严密观察结核病病情的变化。

被海虾刺了一下，手臂烂得差点被截肢！真凶原来是它

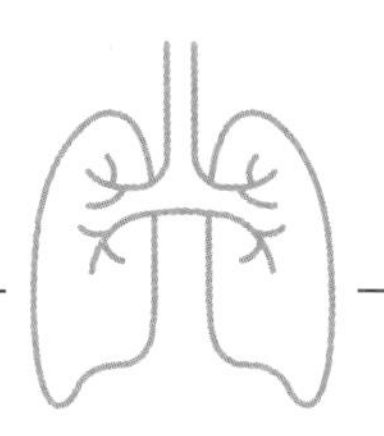

徐敏　浙江大学医学院附属第一医院感染科

手被鱼虾刺伤，这对于家庭主妇来说是常有的事，更不用说像俞先生这种做水产生意二十多年的老行家了。但是，这一回的刺伤不寻常，俞先生差点丢了一只手臂。这到底是怎么回事？

俞先生今年53岁，做水产养殖生意二十多年了，一直以来靠着勤劳的双手为自己的家庭打拼奋斗。三年前的一天，俞先生在处理海虾的时候，右手腕被海虾刺破了。这对于他来说，太常见了。起初只是右腕关节疼痛，俞先生没在意，过了几天，小拇指和大拇指也肿了起来，他觉得不太方便，但依旧没当回事儿。

一个月后，俞先生受伤的右手腕出现了破溃、流脓，整个手掌明显水肿，还出现了发热、低热症状，他这才决定去医院求诊。他先赶到了当地医院就诊，挂号的科室是“类风湿关节病”科，“我还以为是关节的问题。”俞先生说，毕竟天天和海产品打交道，周围人患有类风湿关节病的不在少数。可不管怎么用药治疗，他的症状却没有一丝好转的迹象。过了两个月，俞先生被家人送到了医院，继续当作类风湿关节

炎治疗，住院近一个月，症状仍没有好转。

就这样又过了半年，虽然坚持治疗，但伤病一直折磨着俞先生，他还能看到黑斑在手臂上慢慢生长，越来越往肩膀蔓延，无形的恐惧也在心里延伸，“心理压力比身体不适大多了。”俞先生说。

半年之后，焦急的俞先生来到了一家市级医院，检查显示俞先生的右手腕持续流脓，伴随着恶臭和疼痛，CT片显示脓肿肌腱断裂，医生告诉俞先生，这种情况可能要截肢……

医院检查发现俞先生的手腕脓液涂片抗酸染色呈阳性，医生诊断：结核分枝杆菌感染。这个诊断离真相更近了一步，可并不是正确答案，所以经过抗结核治疗两个月后，俞先生右腕关节的水肿和脓肿瘘管依旧没有丝毫好转，伤口脓液不断，伤口下都是一个个瘘管。

离那一次改变命运的受伤已近一年了，万般无奈的俞先生在家人的陪同下来到了省城大医院。磁共振检查提示脓肿范围广泛，多发分房样脓肿形成，感染累及骨骼和肌腱。感染科医生结合俞先生职业和临床表现又重新对脓液做了特殊的细菌培养，最终明确诊断：海分枝杆菌感染，找到了真凶，治疗起来就顺利了。

“海分枝杆菌是一种机会致病微生物，它并非像结核分枝杆菌那样通过呼吸道传染，并且海分枝杆菌适宜的生存温度为30℃，在人体内无法正常生长。因此其毒性和传染性对人来说并不是很强，但有时会在肢端（手、脚趾等）感染形成肉芽肿，多见于水产养殖人员和游泳池救生员。”感染科医生说。

经过内科对症治疗，感染病灶得到了有效控制，不过因为受伤时间实在太久了，俞先生右手大量的肌肉、韧带和神经已经烂穿，需要清理、修复，于是俞先生转入手外科。“这是真正的刮骨疗伤，需要先把被细菌吞噬的腐肉组织清创，然后换药治疗，最后再进行修复。”手外科医师说。

经过五次清创修复手术，并坚持规范抗海分枝杆菌治疗2年，俞先生的右手总算是保住了，不过因为得到有效治疗的时间太迟，手腕功能不能完全恢复，这小小的一刺还是留下了不可逆的伤害，好在这对俞先生的工作和生活没有产生严重的影响，“就是手腕弯曲程度变小了一些。”俞先生说，他总算是摆脱了近三年的噩梦。

健康提示

1. 结核分枝杆菌还有个兄弟——非结核分枝杆菌

非结核分枝杆菌（NTM）是分枝杆菌属内除结核分枝杆菌复合群和麻风分枝杆菌以外的其他分枝杆菌，也称为环境分枝杆菌。

非结核分枝杆菌病是指人类感染非结核分枝杆菌后引起相关组织或脏器病变。非结核分枝杆菌广泛存在于自然界的土壤、尘埃、水、鱼类和家禽中，属条件致病菌，传播途径主要是从环境中获得感染，人与人之间的传染极少见。

非结核分枝杆菌的主要菌种有鸟胞内复合体分枝杆菌、堪萨斯分枝杆菌、脓肿分枝杆菌、蟾蜍分枝杆菌、偶然分枝杆菌、海分枝杆菌、龟分枝杆菌、溃疡分枝杆菌等，不同菌种的好发部位不尽相同，临床表现亦异。

如果怀疑是结核病，在抗结核治疗无明显好转的情况下，除了怀疑耐药结核病，还需要同非结核分枝杆菌进行鉴别，菌种鉴定是鉴别结核与非结核分枝杆菌的实验室检测方法之一。

2. 为什么海分枝杆菌会造成这么大的伤害却这么难找

海分枝杆菌是一种存在于海水和淡水中的细菌，属非结核分枝杆菌的一种，在入侵人体后能引起机会性感染。海分枝杆菌在30℃左右水温最为活跃，超过37℃则较难生存，所以一旦入侵人体，只会在人体的筋膜蔓延，不会入侵温度较高的内脏器官。

海分枝杆菌感染多见于被海产品鱼、虾、蟹等刺伤的情况中，一旦被海产品刺伤而感染了这种细菌，伤口只会不断肿胀，而没有明显疼痛，因此易被轻视使病况拖延。俞先生的病情之所以严重，是因为发现真凶的时候，离受伤已经过去了近1年。

在普通医院，对于病菌的培养温度一般设在37℃，所以常规细菌培养找不到它，要发现它需要更有经验的医生与实验室。

3. 注意！鱼、虾、蟹刺伤怠慢不得，被刺了要这样处理

如果日常生活中被鱼、虾、蟹等刺伤，可用碘伏消毒，减少感染，同时还要保持伤口清洁、干燥。绝大多数刺伤都没事。

如出现红肿热痛或化脓感染应及时到医院就诊，如果经过2周抗感染治疗处理，伤口依旧未愈，再加上有鱼、虾、蟹刺伤史或有经营水产史，应该排查有无海分枝杆菌感染。

4. 非结核分枝杆菌感染能治愈吗

只要坚持正规治疗，大多数非结核分枝杆菌感染患者都可以治愈。由于大多数非结核分枝杆菌对常用的抗结核药物耐药，所以需要根据特异性菌种鉴定及药敏情况制订治疗方案，总疗程一般24个月。合并有皮肤软组织感染时，在药物治疗的同时还要进行手术治疗。

十年轮回终迎曙光

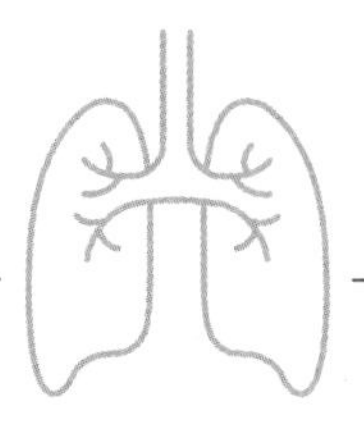

王飞　浙江省疾病预防控制中心结核病预防控制所

“这次肺部病灶吸收得还可以。”放下了影像片子，张主任又语重心长地说道：“目前看你的病治愈的希望还是很大的，我希望你一定要坚持治疗。你父母都是因为这个病去世的，这也是我从医这么多年最大的遗憾，希望你一定不要像他们一样放弃治疗！”

看着眼前这个刚满 20 岁的少年，张主任不禁回想起了往事。

那是大约 10 年前的一个周二的上午，张主任像往常一样在结核门诊为患者看病。这时候，来了一个个子不高、皮肤黝黑的 50 岁左右的中年男性李某，一看他灰暗无光的脸、消瘦的身形和不断剧烈的咳嗽，张主任就知道他病得不轻。果不其然，一系列检查发现，李某的双肺病灶广泛，而且多发空洞，痰涂片和痰培养检查后也明确了他涂阳肺结核的诊断。这样的患者病情比较危重，随时都有咯血甚至大咯血的可能，而且传染性也很强。按照常规，这样的患者最好能够住院治疗，一方面及时监测并有效控制病情，另一方面，住院隔离也能减少疾病传播。但是无论张主任怎么说，李某就是拒绝。这种情况的患者也不在少数，大部分都是因为经济条件不好，怕住院花钱。无奈，张主任只好开了药让李某回去居家治疗，并嘱其避免传染给家人、一个月后再来复诊。

没曾想，刚刚过了一周，李某就再次找到了张主任。张主任看到他先是一惊，生怕他是病情加重了，没想到他却气呼呼地对张主任说："张主任，你怎么能把我的个人隐私泄露出去啊，村里的医生都知道我得了这个毛病，又是打电话又是找到我家里来的，生怕别人不知道！"张主任耐心地跟他说："老李，你第一次来的时候我不是跟你讲过嘛，肺结核是一种严重危害社会的呼吸道传染病，至少需要 6 个月的规范治疗，如果治疗不规范，出现错服药、漏服药或者中途停止治疗的情况，很容易造成治疗失败甚至是产生耐药，所以需要落实社区医生作为督导员对你进行管理，帮助你答疑解惑，确保治疗的规范。"李某依然不依不饶，很是气愤地说："那也不能跑到我家里来啊，万一被别人知道了我还怎么有脸出门啊！"张主任说："你放心好了，医生都会为患者保密的。一般去你家之前不是都会打电话先跟你沟通一下吗？你如果觉得去你家里不方便，你也可以到社区医院去跟医生见面啊。"老李一脸不屑地说："我才不要理那个村医呢！"原来，落实了村医作为患者的督导员之后，村医给他打个好多个电话，可是李某一直都没有搭理这个村医，无奈，村医只好跑到他家里去了。

经过反复沟通，张主任才说服了李某回去配合村医的督导继续治疗。

一个月后，当李某来复诊的时候，一个不幸的消息却再次降临。由于最初肺部病灶广泛，这次就诊复查了一个肺部 CT，结果显示病灶虽然较以前吸收了很多，可是这次吸收的地方却出现了另外的病灶，原来是之前的病灶掩盖了老李的另外一个疾病，这个疾病最终被确诊为肺癌！张主任还清晰记得当时李某的反应，他就像木头人一样怔怔地立在那里，不管张主任说什么，他就只"哦哦"地应付着，没有任何其他的言语。

再次见到李某，已是他确诊肺结核合并肺癌后又过去差不多两个月的时间了。由于一直不肯来医院就诊，疾控中心和社区卫生服务中心的医生多次上门劝说无果，张主任只好在村医的引领下来到了李某的家中。这段时间，李某和村医吵了不知道多少次了，原来老李听说得了肺癌之后就自暴自弃了。当初张主任的建议是：肺癌还在早期，只要先控制住结核，再去治疗肺癌，还是有很大机会康复的。但是老李一直没有听张主任的话居家隔离治疗结核，反倒是经常逛街串门，村医为此说了他很多次，最后都吵起来了还是不行，李某始终就是那句话："哪有什么毛病隔空就能传染，我不信，再说，我都癌症快死的人了，还不让我出门，难道在家憋死么。"李某一开始确诊肺结核还是配合治疗的，但这次面对尚处于早期的肺癌却坚决不肯再治疗了，其实明眼人都能看出来，主要的原因还是肿瘤治疗的费用太高了，以李某的家境，恐怕借钱也凑不够治疗的费用。

李某一家是从外省过来打工的流动人口，早些年因为要供一儿一女读书，也没攒下什么钱。现在夫妻二人年龄都大了，身体也不好，只能靠打散工生活，一年几千块的收入仅能维持温饱，眼看女儿即将出嫁，儿子还未成年，正是需要用钱的时候，李某实在是不想为了自己的病花光家里的钱还要欠债。张主任这次过来也反复跟他沟通，张主任坚持的观点是：只要人还在，钱就能挣回来！可老李的观点是：人赚不了多少钱，宁可人没了，也要把钱留给孩子。这其中的辛酸又有多少人能体会呢！张主任从医多年其实也接触过几例这样的患者，但是像老李这么顽固倔强的人还是第一次遇到，无论是晓之以理、动之以情还是面红耳赤、据理力争，都无法说动老李分毫！张主任深深地叹了口气，也许，她与李某也就缘尽于此吧！

没想到忽然有一天，李某却再次出现在了张主任的面前，可这一次，看病的却不是李某，而是跟他一起来的老伴。经过检查诊断，他的老伴被诊断为肺结核，而且是耐多药肺结核。原来由于李某中断了自己的肺结核治疗，没有把病情控制住，不但自己转变成了耐多药肺结核，还将耐多药肺结核直接传染给了他的老伴。本来患普通肺结核只要花几千块钱治疗 6 个月就能治愈，转变成耐多药肺结核之后，要花几万块钱治疗 24 个月，治愈率还要降低很多，这让老李怎么能接受呢！

张主任安慰他们道："目前(2010 年)浙江省正在开展全球基金耐多药

结核病项目，指定的药品和检查项目都是为患者免费提供的，还有交通和营养补助，实际上花不了多少钱的！还是希望你们能够坚持治疗！”在张主任苦口婆心的劝说下，二人最终配了药回家去了。

次月，张主任给李某一家申请的救助基金 1 000 元下来了，张主任亲自到李某家中给他送去了这 1 000 元宝贵的救助金，顺便了解一下他们的治疗情况。李某一家非常感激张主任的帮助，也表示会继续配合治疗。事情看起来出现了转机，可没曾想，这却是他们最后一次见面了。

由于迟迟没来复诊，张主任给李某夫妇打过电话，可是提示对方已停机。后来通过村医了解到，李某一家已经悄悄搬走了，没有告诉任何人。由于他们是外省来的流动人口，也没有回到户籍地去，所以就再也联系不上了。后来的事情还是变成了一个悲剧，李某的女儿后来给张主任写了一封信，感谢张主任对她们一家的帮助，信中说，李某因为耐多药肺结核合并肺癌一年以后就去世了，他的老伴患的耐多药肺结核本来是有希望治愈的，可是由于家庭条件实在是困难，即便是全球基金项目为她承担了大部分的费用，但她由于是流动人口在当地没有医保，如果想要完成疗程还是要花不少钱，所以只要稍微身体感觉好点了就偷偷把药停了，这样治疗断断续续，加上李某去世的打击，没过多久也离开了人世。这件事成了张主任多年来深感遗憾的一件事情。

一晃 10 年过去了，若不是眼前的这个小伙子主动提起李某夫妇，张主任肯定不会想到他们是一家人。小伙子始终记得张主任的恩情，这次也是主动找到了张主任这里。

目前小伙子也被确诊为耐多药肺结核，也许是当初从父母那里感染到了耐多药结核分枝杆菌并潜伏在体内，到现在才发病。小伙子目前虽然有了稳定的工作，但经济条件还是不好。当听到当初父母治疗时那个全球基金耐多药结核病项目早已经结束了，很多二线抗结核药品和部分检查已经不再免费的时候，小伙子显得很失落。不过张主任告诉他，目前浙江省正在开展中盖结核病项目，耐多药肺结核已经纳入医保特殊病种，门诊可报销比例不低于70%,省财政还为耐多药肺结核患者提供经费补助,符合民政救助的家庭还可以申请民政救助,实际上的自付比例比以前还要低。小伙子现在住的村里经济也好,建了工厂,小伙子在那里上班,单位也给交了医保,他完全可以享受到这一系列好的政策。

经历过父母的悲剧后,小伙子坚定的表示,他还年轻,一定要治好疾病好好活下去。感谢党、政府和各有关部门的政策保障,感谢疾控中心、定点医院和社区医院对结核病患者的关怀与帮助,他一定不辜负张主任的期望,好好治疗!看着他离开门诊的背影,张主任欣慰地笑了!

健康提示

1. 你知道吗,像老李一家这样的流动人口更容易得结核病

流动人口普遍存在流动性大、经济收入较低、工作和生活条件较差、健康意识不强等问题。由于经济收入较低,营养摄入不足,加之工作劳累,导致自身抵抗力弱,容易患病,而且很多人选择居住在通风条件差、面积狭小甚至阴暗潮湿的房子里,一旦发病往往会造成传播。

2. 影响老李治疗效果最重要的因素是什么

依从性!就是指患者按医生规定进行治疗、与医嘱一致的行为。如果患者依从性不好,不按照医生的治疗计划进行治疗,治疗过程中出现少服药、漏服药、中断服药甚至停止治疗的情况,那么就会对治疗效果产生很大的影响,很可能就会像老李这样,造成治疗失败、病情加重,最终产生耐多药,传染给他人,给个人、家庭和社会造成严重影响,甚至付出了生命的代价!

老李依从性不好的原因也值得深思和关注。结核病患者很大一部分像老李这样,文化程度较低,缺乏获取健康知识的渠道,有结核病症状也不能及时就医;而且大多数经济条件不好,有时候为了省钱,抱着"能扛就扛"的心态不愿意治疗,导致疾病加重。有些患者,尤其是流动人口,由于工作和居住环境不稳定导致就医不便,或者由于缺乏社会交流和支持,加之

语言交流障碍、文化差异等可能对心理产生不利影响，也会影响治疗的依从性。

3. 认识结核病的患者管理

文中老李曾因患病被村医知道而生气且不配合村医的工作，后来被告知这是患者管理的需要，其实，像老李这样的流动人口，由于流动性大、容易失访、社会保障和医疗服务的可及性差等原因，正是管理的一个重点和难点。那么，什么是结核病的患者管理呢？肺结核是《中华人民共和国传染病防治法》中规定的乙类传染病。一旦确诊，医院有义务将患者信息进行登记报告。疾病预防控制中心和社区卫生服务中心/乡镇卫生院等机构会联系患者，核实其基本信息，提供一系列密切接触者筛查、健康咨询、服药管理等服务，确保患者能够按照规范顺利完成疗程。患者的个人信息不会透露给任何无关人员。

4. 肺结核患者的保障

很多人听说过肺结核有“免费政策”，指的是国家为肺结核患者提供免费胸片、痰涂片等检查，并提供免费一线抗结核治疗药品，但并不是所有治疗肺结核的费用都会给免除，一些患者自购的抗结核药物、护肝药等辅助治疗药品、CT 检查和其他一些检测项目还是需要患者自己承担费用的。为了能够尽量减轻肺结核患者自付的费用，各级有关部门也积极出台相关政策，通过医疗保险、民政救助、财政补助等多种渠道和方式，降低患者的疾病经济负担。